Ch. Schacher / H. Worth
Meine COPD habe ich im Griff!

Ch. Schacher / H. Worth

Meine COPD habe ich im Griff!

Begleitbuch zu **COBRA** – **C**hronisch **o**bstruktive **B**ronchitis mit und ohne Emphysem **A**mbulantes Schulungsprogramm für COPD-Patienten

2. aktualisierte Auflage

Mit 25 Abbildungen und 3 Tabellen

Deutscher Ärzte-Verlag Köln

Prof. Dr. med.
Heinrich Worth
Medizinische Klinik I
Klinikum Fürth
Jakob-Henle-Straße 1
90766 Fürth

Dr. med.
Christian Schacher
Äußere-Sulzbacher-Str. 133
90491 Nürnberg

ISBN 978-3-7691-7099-3
aerzteverlag.de

Bibliografische Information der Deutschen Nationalbibliothek
Die Deutsche Nationalbibliothek verzeichnet diese Publikation in der Deutschen Nationalbibliografie; detaillierte bibliografische Daten sind im Internet über http://dnb.d-nb.de abrufbar.
Die Wiedergabe von Gebrauchsnamen, Handelsnamen, Warenbezeichnungen usw. in diesem Werk berechtigt auch ohne besondere Kennzeichnung nicht zu der Annahme, dass solche Namen im Sinne der Warenzeichen- oder Markenschutz-Gesetzgebung als frei zu betrachten wären und daher von jedermann benutzt werden dürfen.

Wichtiger Hinweis:
Die Medizin und das Gesundheitswesen unterliegen einem fortwährenden Entwicklungsprozess, sodass alle Angaben immer nur dem Wissensstand zum Zeitpunkt der Drucklegung entsprechen können.
Die angegebenen Empfehlungen wurden von Verfassern und Verlag mit größtmöglicher Sorgfalt erarbeitet und geprüft. Trotz sorgfältiger Manuskripterstellung und Korrektur des Satzes können Fehler nicht ausgeschlossen werden.
Der Benutzer ist aufgefordert, zur Auswahl sowie Dosierung von Medikamenten die Beipackzettel und Fachinformationen der Hersteller zur Kontrolle heranzuziehen und im Zweifelsfall einen Spezialisten zu konsultieren.
Der Benutzer selbst bleibt verantwortlich für jede diagnostische und therapeutische Applikation, Medikation und Dosierung.
Verfasser und Verlag übernehmen infolgedessen keine Verantwortung und keine daraus folgende oder sonstige Haftung für Schäden, die auf irgendeine Art aus der Benutzung der in dem Werk enthaltenen Informationen oder Teilen davon entstehen.
Das Werk ist urheberrechtlich geschützt. Jede Verwertung in anderen als den gesetzlich zugelassenen Fällen bedarf deshalb der vorherigen schriftlichen Genehmigung des Verlages.

Copyright © 2009 by
Deutscher Ärzte-Verlag GmbH
Dieselstraße 2, 50859 Köln

Umschlagkonzeption: Hans Peter Willberg und Ursula Steinhoff
Bildnachweis:
Abbildungen 1, 3, 4 und 22: Heike Hübner, Am Pichelsee 5, 13595 Berlin
Abbildungen 5 bis 20 und 23 bis 25: iKoMM GmbH, Friesenstr. 14, 53175 Bonn
Abbildung 2: Dr. med. Christian Schacher
Satz: Plaumann, 47807 Krefeld
Druck/Bindung: Zimmermann Druck, 58802 Balve

5 4 3 2 1 0 / 615

Vorwort

Herzlichen Glückwunsch! Mit der Teilnahme an der COBRA-Schulung haben Sie einen ersten entscheidenden Schritt zu einem besseren Leben mit Ihrer Erkrankung getan. In der Schulung werden Sie nicht nur viel über die COPD erfahren, sondern auch lernen, wie Sie zusammen mit Ihrem Arzt eine Optimierung der Therapie erreichen können. Sie lernen, Ihre Medikamente so einzusetzen, dass sie eine optimale Wirkung und möglichst wenige unerwünschte Auswirkungen entfalten. Die Schulung wird Ihnen die Vorteile der körperlichen Aktivität als elementaren Baustein einer erfolgreichen Behandlung näher bringen und Ihnen konkrete Ratschläge geben, wie Sie sich als Raucher vom Tabakkonsum befreien können. Daneben werden Sie erfahren, wie Sie akute Verschlechterungen rechtzeitig erkennen und behandeln können. Kurz gesagt: Nach der Schulung werden Sie die Krankheit kontrollieren und nicht die Erkrankung Sie!

Dieses Patientenbuch wurde speziell als Begleitbuch für die **COBRA**-Schulung angefertigt und ermöglicht Ihnen, die Inhalte der Schulung jederzeit zu wiederholen.

Die Autoren, im Januar 2009

Inhaltsverzeichnis

1	COPD – Was ist das?	1
2	Schädigende Einflüsse verhindern – der Weg zum rauchfreien Leben	7
3	Selbstkontrolle der Erkrankung	11
4	Richtig inhalieren	19
5	Medikamentöse Therapie der COPD	51
6	Weiterführende Therapie	63
7	Körperliche Aktivität	69
8	Atemtherapie	71
9	Exazerbation	73
10	Der Notfall	77

Anhang 79
    Medikamentenliste – 79
    Adressen – 86
    Abbildungsnachweis – 88

Stichwortverzeichnis 89

1 COPD – Was ist das?

Begriffsklärung

> Die Abkürzung COPD kommt aus dem Englischen und bedeutet:
> C chronic = chronisch, dauerhaft
> O obstructive = einengend, verengend
> P pulmonary = die Lunge betreffend
> D disease = Krankheit

Es handelt sich also um eine dauerhafte Erkrankung, die zu einer Einengung der Lunge führt.

> Im Deutschen existiert der Begriff der chronisch obstruktiven Bronchitis
> C chronisch = chronisch, dauerhaft
> O obstruktive = einengend, verengend
> B Bronchitis = Entzündung der kleinen Atemwege

Lungenemphysem

Beim Lungenemphysem sind die kleinsten Atemwege und Lungenbläschen dauerhaft erweitert, daneben kommt es zu einer Zerstörung der Lungenstruktur.

Funktion und Aufbau der Lunge

Die wichtigste Aufgabe der Lunge ist die Aufnahme von Sauerstoff und die Abgabe von Kohlendioxid (in der verbrauchten Luft). Am günstigsten ist es, über die Nase einzuatmen. Dabei wird die Luft gefiltert, angefeuchtet und erwärmt. So vorbereitet, strömt die Luft durch die Luftröhre, die sich in zwei große Äste aufteilt. Die Bronchien verzweigen sich immer weiter in kleinere

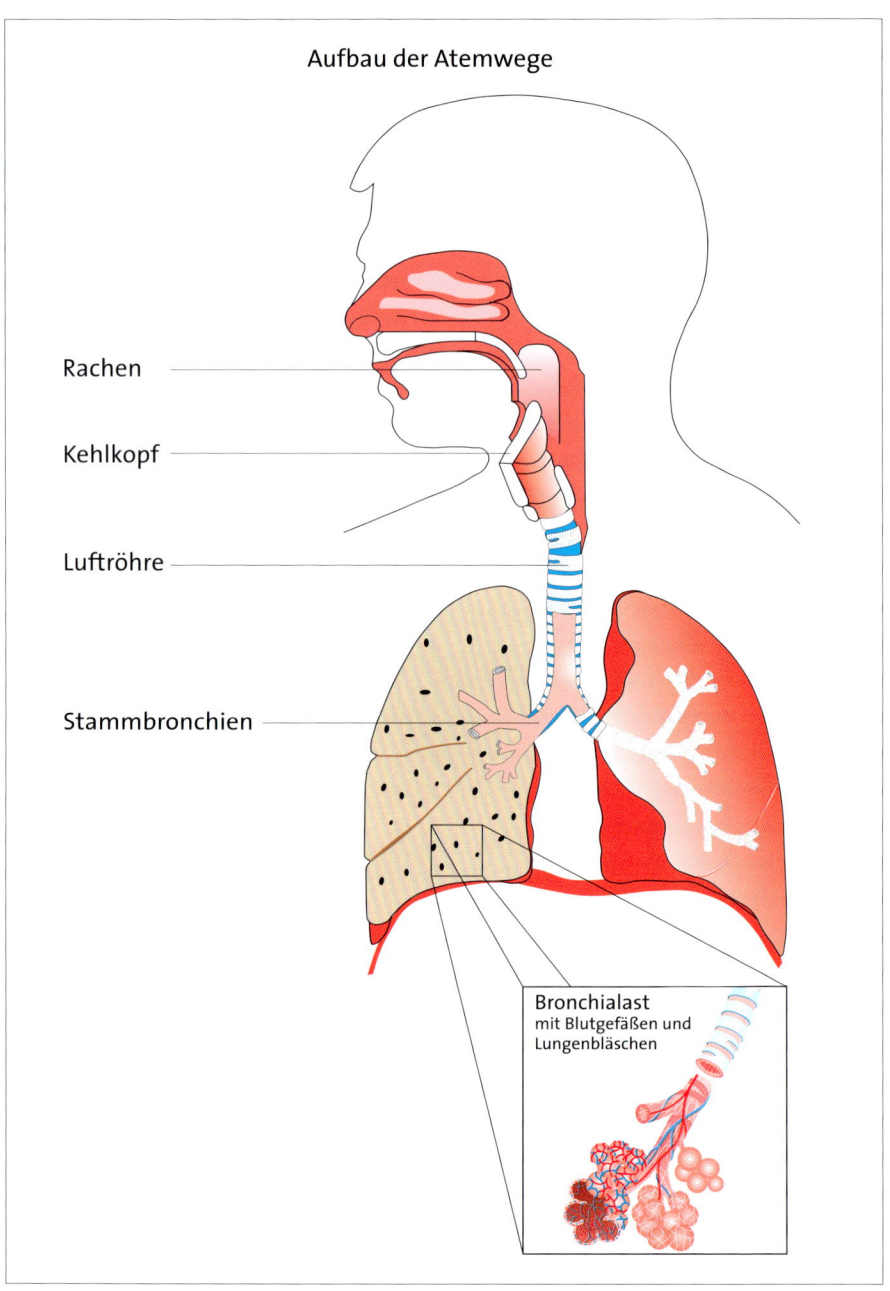

Abb. 1: Aufbau der Atemwege

Äste bis in die Lungenbläschen, in denen der eigentliche Gasaustausch stattfindet. Dicht um die Lungenbläschen herum befinden sich feine Äderchen. Der Sauerstoff kann durch die Lungenbläschen in diese feinen Äderchen gelangen. Die roten Blutkörperchen nehmen den Sauerstoff auf und transportieren ihn durch den Körper zu den Zellen, die ihn zur Verbrennung benötigen.

Die Lungenoberfläche ist mit feinen Flimmerhärchen überzogen. Durch den gleichmäßigen Schlag der Flimmerhärchen werden eingeatmete Schadstoffe aus der Lunge heraustransportiert. Diese Selbstreinigungsfunktion der Atemwege ist eine wichtige Voraussetzung zur Gesunderhaltung der Lunge.

Veränderungen der Atemwege bei COPD

Durch das dauerhafte Einwirken von Giften (am häufigsten durch das aktive und passive Zigarettenrauchen) gehen die Flimmerhaare an der Schleimhautoberfläche zugrunde. Die Folge ist zunehmender und ineffektiver Husten, vor allem morgens (Raucherhusten). Dann wird in den Atemwegen ein Entzündungsprozess angestoßen, der zu einer Schwellung der Schleimhaut, Verkrampfung der Atemwege und vermehrten Schleimbildung führt.

Eine weitere Folge ist ein Umbau der Lungenstruktur. Der Halteapparat der kleinen Atemwege wird zerstört und ihre Wände lassen sich bei der Ausatmung leichter zusammendrücken. Bei der Ausatmung verbleibt so mehr Luft in der Lunge. Daneben führt die Erkrankung COPD zu weiteren Schäden an anderen Organsystemen (Herz und Kreislauf, Muskulatur, Skelettsystem, Psyche und Stoffwechsel).

In über 90% der Fälle entsteht die COPD durch das aktive Zigarettenrauchen. Eher seltene Ursachen sind häufige Atemwegsinfekte in der Kindheit, Überempfindlichkeit der Atemwege, Inhalation von berufsbedingten Stäuben, Luftverschmutzung oder Störungen des Lungenwachstums.

Veränderungen in der Lunge durch COPD

Zerstörung der Flimmerhärchen:
vermehrt Husten und Auswurf
Entzündung in den Atemwegen:
Schwellung der Schleimhaut
Verkrampfung der Atemwege
vermehrte Schleimbildung
Umbau der Lungenstruktur:
Überblähung
Lungenemphysem

Therapiekonzept zur Behandlung der COPD

Die Behandlung der COPD besteht aus verschiedenen Bausteinen, die aus dem bisher Erwähnten leicht abzuleiten ist:

1. Vermeidung schädigender Einflüsse
Nur durch einen konsequenten Rauchstopp kann eine weitere Zerstörung der Flimmerhärchen und der Lungenoberfläche verhindert werden.

2. Selbstkontrolle der Erkrankung
Durch Symptombeobachtung und Peak-Flow-Messungen können rasche Verschlechterungen rechtzeitig erkannt und verhindert werden.

3. Konsequente medikamentöse Therapie
Die Verkrampfung der Atemwege, die Überblähung und die Schwellung der Schleimhaut können durch Medikamente günstig beeinflusst werden.

4. Atemtherapie und körperliche Aktivität
Durch das Erlernen von Hustentechniken kann die gestörte Reinigungsfunktion der Lunge unterstützt werden. Regelmäßige körperliche Betätigung erlaubt eine bessere Nutzung des Sauerstoffs in den Muskeln, erhält die Leistungsfähigkeit und damit die Lebensqualität.

5. Langzeit-Sauerstofftherapie, operative Verfahren, Heimbeatmung
In fortgeschrittenen Stadien können diese Verfahren sinnvoll sein, um die stark eingeschränkte Atmung zu entlasten oder zu unterstützen.

Sie sehen, dass die Therapie der COPD nicht nur aus der Einnahme von Medikamenten besteht. Vielmehr setzt sie sich aus einer Kombination von verschiedenen Maßnahmen, die wir Ihnen auf den nächsten Seiten vorstellen, zusammen. Einige dieser Maßnahmen, wie die sportliche Betätigung und die Raucherentwöhnung, verlangen auch von Ihnen als Patient ein großes Maß an Engagement und Durchhaltevermögen. Allerdings werden Sie sehen, dass sich dieser Einsatz durch mehr Lebensqualität und Lebensfreude bezahlt macht.

2 Schädigende Einflüsse verhindern – der Weg zum rauchfreien Leben

Wie schon erwähnt wurde, sind oder waren ca. **90% aller Patienten mit COPD Zigarettenraucher**. Zur Gesundheitsschädigung wird das Rauchen durch die Vielzahl an Giftstoffen, die im Zigarettenrauch vorkommen. Mehrere tausend Stoffe, die zum Teil bis heute noch nicht ganz erforscht sind, werden Zug für Zug in die Lunge inhaliert. Von vielen dieser Einzelsubstanzen kennt man ihre schädlichen Eigenschaften, in Kombination wird dieser Cocktail jedoch zum unkalkulierbaren Risiko.

Beeinträchtigungen durch das Zigarettenrauchen

- Lungenerkrankungen wie z.B. die COPD
- Krebserkrankungen
    - Lungenkrebs (90% der Betroffenen sind oder waren Raucher)
    - Kehlkopfkrebs
    - Blasenkrebs
- Gefäßerkrankungen
    - Koronare Herzkrankheit (KHK), Herzinfarkt
    - Schlaganfall, geistiger Abbau
    - Einengung von Bein- und Beckenarterien, Raucherbein
- schnelle Hautalterung
- Beeinträchtigung von Geruchs- und Geschmackssinn

Betrachtet man diese Fakten und macht sich zudem bewusst, dass das Aufgeben des Zigarettenrauchens das Fortschreiten der COPD verhindern kann, dann kommt man schnell zu dem Ergebnis:

„Schluss mit dem Rauchen! – Aber wie?"

Raucherentwöhnung

Begriffe wie Raucherentwöhnung und Rauchverzicht vermitteln das Gefühl der Entbehrung. In Wahrheit ist es jedoch eher so, dass Sie nach der letzten Zigarette nur Gewinne zu verbuchen haben:
- Sie riechen besser.
- Sie sparen Geld.
- Sie gewinnen Kontrolle über sich.
- Sie besiegen die Sucht.
- Sie tun etwas Gutes für Ihre Gesundheit.
- Sie stärken Ihr Selbstbewusstsein.

Zunächst müssen Sie jedoch einige Sichtweisen über das Rauchen verändern:
- Rauchen ist kein Genuss, es stinkt und ist giftig.
- Rauchen ist keine Belohnung.
- Rauchen macht nicht attraktiv.

Es ist dieser berühmte „Schalter im Kopf", den man zuerst umlegen muss, damit nicht die „Raucherentwöhnung", sondern das **rauchfreie Leben** beginnen kann. Um die Sichtweise zum Rauchen erfolgreich und dauerhaft zu verändern, ist es wichtig, zunächst das eigene Rauchverhalten zu analysieren.

Das rauchfreie Leben beginnt mit kleinen Schritten!

1. Schritt
In einem Tagebuch wird vermerkt, wann und warum die Zigarette geraucht wird. Gleichzeitig sollten Sie versuchen, sich den Vorgang des Rauchens als das Ansaugen und Inhalieren von Gift und damit die Unsinnigkeit dieses Handelns bewusst zu machen.

2. Schritt
Jetzt versuchen Sie, in Situationen, in denen Sie vermeintlich niemals auf die Zigarette verzichten können (z.B. nach dem Essen, zum Kaffee etc.), bewusst nicht zu rauchen, um zu erleben, was passiert. Diese Übung hilft Rauchern, im

entscheidenden Moment nach dem definitiven Rauchstopp besser mit der Situation umzugehen.

3. Schritt
Bestimmen Sie einen Freund, idealerweise einen Exraucher, der Ihnen als Ansprechpartner für die ersten Wochen zur Verfügung steht. Legen Sie mit ihm zusammen den Tag fest, an dem Ihr rauchfreies Leben beginnt.

4. Schritt
Bereiten Sie den ersten rauchfreien Tag vor, indem Sie alle Raucherutensilien aus der Wohnung verbannen. Besprechen Sie mit Ihrem Arzt, welche Nikotinersatzstoffe oder Medikamente verwendet werden können (Kaugummi, Pflaster, Bupropion, Vareniclin), um die Entzugssymptome zu reduzieren.

5. Schritt
Beginnen Sie Ihr neues rauchfreies Leben an dem von Ihnen festgelegten Tag.

Tipps zum Durchhalten

Glückwunsch! Sie haben das Problem Rauchen angepackt und gehen einem besseren Leben ohne Nikotin, einem rauchfreien Leben, entgegen. Der Weg wird vor allem am Anfang nicht leicht sein. Denken Sie daran, dass eine einzige Zigarette, ja sogar schon ein Zug an einer Zigarette, all Ihre bisher gemachten Erfolge zunichte macht. „Die eine Zigarette" gibt es nicht!!! Um die Hürden auf Ihrem Weg zum rauchfreien Leben erfolgreich zu umgehen, haben wir einige Ratschläge zusammengestellt:

- Wenn Sie Nikotinersatzstoffe verwenden (Pflaster, Kaugummi), dann nehmen Sie diese in einer ausreichenden Dosierung und reduzieren Sie die Dosis frühestens nach vier bis sechs Wochen.
- Meiden Sie vor allem zu Beginn Ihres rauchfreien Lebens Situationen und Plätze, an denen viel geraucht wird.
- Schreiben Sie einen „Notfallplan". Wenn Sie glauben, Sie müssen jetzt eine Zigarette rauchen und können darauf nicht verzichten, dann rufen Sie vorher Ihren „Helfer" an oder verpflichten sich, noch mindestens eine Stunde zu warten, bis Sie diese Zigarette rauchen. Häufig wird das Verlangen nach Nikotin bis dahin geringer.

- Der Wunsch nach der Zigarette und das Verlangen nach Nikotin werden vor allem zu Beginn des rauchfreien Lebens häufig auftauchen, aber auch wieder verschwinden, wie ein ungeliebter Gast. Geben Sie diesem Gast einen Namen, dann wird es Ihnen leichter fallen, diesen auch einmal vor den Kopf zu stoßen oder ihn wegzuschicken. Zeigen Sie ihm, dass Sie stärker sind! Versuchen Sie, sich mit ihm zu arrangieren – er kann noch lange fortbestehen. Leben Sie, so gut es geht, mit ihm zusammen, aber geben Sie ihm nicht nach!
- Machen Sie sich die positiven Veränderungen ihres neuen rauchfreien Lebens bewusst: besserer Geschmack, besserer Geruch, mehr Geld usw.
- Belohnen Sie sich für Ihr Durchhaltevermögen.
- Treiben Sie Sport.

Körperliche Veränderungen nach der letzten Zigarette

- **Nach 20 Minuten:** Puls und Blutdruck sinken auf normale Werte, die Temperatur an Händen und Füßen steigt auf einen normalen Wert.
- **Nach acht Stunden:** Der Kohlenmonoxid-Spiegel im Blut sinkt, der Sauerstoffgehalt normalisiert sich.
- **Nach einigen Wochen:** Der Kreislauf stabilisiert sich, die Lungenfunktion verbessert sich.
- **Nach wenigen Monaten:** Husten und Auswurf bessern sich, die Lunge reinigt sich, die Infektionsgefahr nimmt ab, die Abwehrkräfte erholen sich.
- **Nach wenigen Jahren:** Das Risiko, an Lungenkrebs zu erkranken, sinkt nach fünf Jahren, an einem Herzinfarkt zu erkranken, nach fünf bis zehn Jahren
- **Nach zehn Jahren:** Das Risiko, an Lungenkrebs zu sterben, ist nicht höher als bei einem Nichtraucher.
- **Nach 15 Jahren:** Das Risiko, an einem Herzinfarkt zu sterben, ist nicht höher als bei einem Nichtraucher.

3 Selbstkontrolle der Erkrankung

Die COPD geht mit raschen Verschlechterungen, so genannten **Exazerbationen**, einher. Diese Exazerbationen werden meist durch Infekte verursacht und treten daher gehäuft in den Herbst- und Wintermonaten auf. Wartet man mit der Behandlung einer Exazerbation zu lange, kann es passieren, dass man sich trotz optimaler Therapie nie wieder ganz davon erholt und sich dadurch die Lebensqualität anhaltend verschlechtert. Ein wichtiges Ziel der Patientenschulung ist daher, häufige Exazerbationen zu verhindern und drohende Exazerbationen frühzeitig zu erkennen und mit Hilfe Ihres Arztes und dem **Aktionsplan** zu verhindern.

In den folgenden Kapiteln werden wir Ihnen die **sechs Warnsymptome** vorstellen, die Ihnen die Stabilität Ihrer Erkrankung anzeigen. Daneben werden wir Ihnen die Handhabung des **Peak-Flow-Meters** erklären und erläutern, wie Sie selber mit Hilfe des **individuellen Aktionsplans** eine Exazerbation verhindern können.

Die sechs Warnsymptome

Die COPD ist durch unterschiedliche Symptome gekennzeichnet. Häufig ignoriert man das Auftreten oder die Häufung von Symptomen, um einem Arztbesuch oder einem Krankenhausaufenthalt zu entgehen. Um jedoch ernstere Folgen Ihrer Erkrankung zu vermeiden, ist es wichtig, mindestens **einmal täglich** die sechs Warnsymptome abzufragen und in Ihr **COPD-Tagebuch** einzutragen. Die Verstärkung einzelner oder mehrerer der folgenden Symptome dienen Ihrem Arzt und Ihnen als Verlaufskontrolle Ihrer Erkrankung und als Alarmsignal für eine drohende Exazerbation.

Atemnot:
Das persönliche Gefühl der Atemnot ist ein wichtiges Symptom. Bei der Beurteilung müssen Sie jedoch ehrlich zu sich selber sein.

Husten:
Insbesondere morgendlicher Husten ist ein typisches Zeichen der COPD. Änderungen der Hustenstärke und -länge sind Hinweise für eine Verschlechterung.

Auswurf:
Zunahme der Auswurfmenge, der Zähigkeit des Auswurfs oder auch eine neu auftretende Verfärbung weisen auf eine Verschlechterung hin.

Körperliche Belastbarkeit:
Die Abnahme der körperlichen Belastbarkeit ist ein sehr empfindliches Kennzeichen Ihrer Erkrankung. Wenn also die Treppe, die bisher keine Probleme machte, zum unüberwindlichen Hindernis wird, ist das ein Zeichen für eine Verschlechterung.

Verbrauch an Notfallspray:
Viele Patienten benutzen Ihr Notfallspray unbewusst und können nicht genau angeben, wie viele Hübe sie pro Tag inhalieren. Ein steigender Verbrauch an Notfallspray ist jedoch ein Hinweis für eine drohende Verschlechterung. Also: notieren Sie die Anzahl der Hübe in Ihrem COPD-Tagebuch!

Infektzeichen:
Infekte sind die häufigste Ursache von Exazerbationen. Daher sind Anzeichen wie Fieber, Halsschmerzen und grüner Auswurf immer ein Grund für einen Arztbesuch und ein klarer Hinweis für eine drohende Exazerbation.

Das Peak-Flow-Meter

Die COPD geht mit einer Einengung der Atemwege einher. In der Regel ist diese sehr stabil und kaum Schwankungen unterworfen. Eine Zunahme der Verengung ist jedoch gerade zu Beginn einer Exazerbation für den Patienten schwer feststellbar. Um solche Veränderungen besser erkennen zu können, ist es wichtig, die Weite der Atemwege regelmäßig selbst zu messen. Zu diesem Zweck erhalten Sie im Rahmen der COPD-Schulung ein so genanntes **Peak-Flow-Meter**.

Das Peak-Flow-Meter ist ein einfaches, handliches Gerät, mit dem Sie an jedem Ort und zu jeder Zeit die Weite Ihrer Atemwege messen können. „Peak-Flow" ist das englische Wort für „Spitzenfluss".

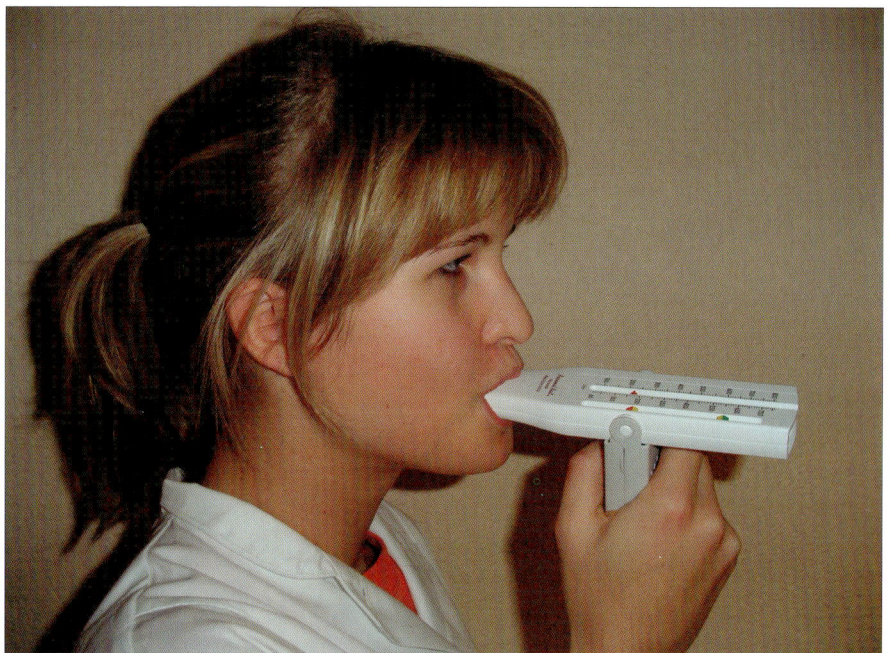

Abb. 2: Peak-Flow-Meter

Mit der regelmäßigen Aufzeichnung Ihrer Peak-Flow-Werte, erhalten Ihr Arzt und Sie einen genauen Überblick über Ihren Krankheitszustand. Medikamente können genauer und effektiver eingesetzt werden. Außerdem können Sie drohende Exazerbationen frühzeitig erkennen und somit verhindern.

Wie messe ich mit dem Peak-Flow-Meter richtig?

- Immer in gleicher Körperposition messen (im Stehen oder Sitzen)
- Messzeiger vor der Messung auf Null stellen
- Gerät waagerecht vor den Mund halten
- Tief einatmen und kurz die Luft anhalten
- Mundstück mit den Lippen fest umschließen
- Schnell, kurz und mit aller Kraft ausatmen (wie beim Auspusten einer Kerze!)
- Drei Messungen durchführen
- Den höchsten Wert im COPD-Tagebuch notieren

Häufige Fehler bei der Peak-Flow-Messung

- Messzeiger oder Auslassdüsen mit den Fingern behindert
- Mundstück mit den Lippen unzureichend umschlossen
- In das Gerät gehustet (Trompetenstoß)
- Zu schwach ausgeatmet

Wie oft muss ich mit dem Peak-Flow-Meter messen?

Da die Weite Ihrer Atemwege nur wenigen Schwankungen unterworfen ist, ist es sinnvoll, einmal täglich morgens eine Peak-Flow-Messung durchzuführen. Bei jeder Messung sollten Sie **dreimal** hintereinander in das Gerät pusten. Der **höchste Wert** wird im COPD-Tagebuch notiert. Das Messen des Peak-Flow-Wertes ist außerdem wichtig bei Atemnot, um das Ausmaß der Einengung der Atemwege zu erkennen und in besonderen Situationen wie

- Bronchialinfekten
- Anpassung der Medikamente
- stark schwankenden Peak-Flow-Werten
- der Überprüfung der Medikamentenwirkung

> **Wann soll der Peak-Flow gemessen werden?**
> Regelmäßig einmal morgens messen!
> Bei jeder Messung dreimal hintereinander in das Gerät pusten, der höchste Wert wird notiert.
> **Bei Atemnot sollte immer gemessen werden!**

Pflegehinweise für das Peak-Flow-Meter

Das Peak-Flow-Meter ist ein einfaches mechanisches Gerät, welches nicht geeicht ist. Mehrere Peak-Flow-Meter können auch verschiedene Werte ergeben. Daher sollten Sie immer nur *ein* Peak-Flow-Meter benutzen. Einmal pro Woche sollten Sie Ihr Peak-Flow-Meter mit lauwarmem Wasser reinigen. Bei guter Pflege hält das Gerät ca. zwei bis drei Jahre. Sollten die Werte im Laufe der Zeit stark schwanken oder unglaubwürdig werden, ist das Gerät zu ersetzen.

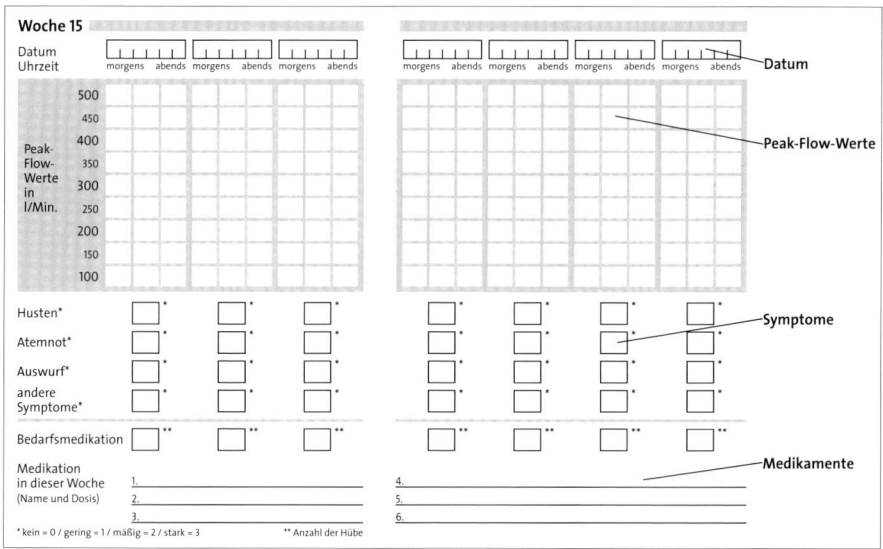

Abb. 3: COPD-Tagebuch

Protokollieren der Peak-Flow-Werte im COPD-Tagebuch

Nur wenn Sie Ihre gemessenen Peak-Flow-Werte regelmäßig protokollieren, erhalten Ihr Arzt und Sie einen guten Überblick über den Zustand und die Stabilität Ihrer Atemwege. Zur Protokollierung der Werte benutzen Sie das COPD-Tagebuch, welches im Rahmen der COPD-Schulung ausgeteilt wird. Neben den Peak-Flow-Aufzeichnungen können hier auch persönliche Daten, wichtige Medikamentenunverträglichkeiten und Ihre regelmäßige Medikation vermerkt werden. Zusätzliche Zeilen sind für Symptome wie Husten, Atemnot und Auswurf vorgesehen.

Was ist ein „guter" Peak-Flow-Wert?

Wenn man regelmäßig mit dem Peak-Flow-Meter misst, stellt sich zwangsläufig die Frage „Was ist eigentlich ein guter Peak-Flow-Wert?" Manchen Peak-Flow-Metern sind Norm- oder Sollwerttabellen beigelegt. Diese Werte sind jedoch für COPD-Patienten als Zielwerte nicht geeignet. Vielmehr hat jeder COPD-Patient seinen persönlichen Zielwert, den **persönlichen Bestwert**. Der persönliche Bestwert ist die „maximale Atemwegsweite", die Ihre Lunge unter optimaler Behandlung erreichen kann. Er ist quasi die Richtschnur der Therapie, die Sie so oft wie möglich erreichen sollten.

Wie bestimme ich den persönlichen Bestwert?

Der persönliche Bestwert ergibt sich nach regelmäßigem Messen in der stabilen Phase der Erkrankung unter bestmöglicher medikamentöser Behandlung. Nach ca. 14 Tagen werden Sie feststellen, dass es einen Maximalwert Ihrer Peak-Flow-Werte gibt, den Sie nicht überschreiten können. Genau dieser Wert ist Ihr persönlicher Bestwert.

> **Persönlicher Bestwert:**
> der beste Peak-Flow-Wert nach ca. 14-tägiger Messung unter optimaler medikamentöser Therapie

Ihre Lunge: stabil oder instabil?

Durch die regelmäßige Messung des Peak-Flow-Wertes und der Beobachtung Ihrer Symptome sind Sie jetzt in der Lage, die Stabilität Ihrer Atemwege selbst festzustellen.

Stabile Lunge

- Sie haben wenig **Atemnot**, kaum **Husten** und wenig ungefärbten **Auswurf**. Sie sind normal **belastbar** und der Verbrauch Ihres **Notfallsprays** ist stabil. Anzeichen für einen **Bronchialinfekt** können Sie nicht feststellen.
- **Peak-Flow:** Ihre Peak-Flow-Werte sind stabil.

Ziel der Therapie muss es sein, möglichst immer stabile Atemwege zu haben. Dann ist die Gefahr einer Exazerbation gering.

Instabile Lunge

- Sie haben zunehmende **Atemnot**, die einen Mehrverbrauch an **Notfallspray** zur Folge hat. Der **Husten** nimmt zu, eventuell färbt sich der **Auswurf** gelb oder grün, die Menge nimmt zu oder die Konsistenz ändert sich und Sie haben Anzeichen eines **Infektes**. Die **Belastbarkeit** nimmt ab.
- **Peak-Flow:** Ihre Peak-Flow-Werte fallen deutlich ab.

Eine Exazerbation droht! In diesem Fall müssen Sie die Medikamente gemäß Ihrem Aktionsplan anpassen. So bald wie möglich sollten Sie Ihren Arzt aufsuchen!

Der Aktionsplan

Wenn Ihre Atemwege vom stabilen in den instabilen Zustand wechseln, sind eine Anpassung der Medikation und ein Arztbesuch unausweichlich. Ihr Arzt hat mit Ihnen zusammen einen individuellen Aktionsplan erstellt, der es Ihnen ermöglicht, durch Anpassung der Medikation eine akute Verschlechterung zu verhindern.

Tab. 1: Beispiel für einen Aktionsplan

Stabile Lunge	Instabile Lunge	Infekt
Berodual bei Bedarf	Foradil P 1-0-1	Augmentan 1-1-1
	Spiriva 1-0-0	NAC 1-1-1
		Decortin H 50 mg 1-0-0

Die Zahlen, z.B. 1-0-2, stehen für morgens, mittags und abends; in diesem Beispiel würden also morgens eine Tablette (1), mittags keine Tablette (0) und abends zwei Tabletten (2) eingenommen.

4 Richtig inhalieren

Da die COPD eine Erkrankung der Lunge ist, wurden Systeme entwickelt, die es möglich machen, die Wirkstoffe direkt in die erkrankten Atemwege zu bringen. Wie gut sich ein Wirkstoff in der Lunge verteilt, hängt hauptsächlich von der richtigen Inhalationstechnik ab. Im Folgenden stellen wir Ihnen die gängigsten Inhalationssysteme vor.

Vorteile der Inhalation

Gegenüber anderen Darreichungsformen wie Tabletten und Spritzen hat die Inhalation deutliche Vorteile:
- Der Wirkstoff gelangt direkt an den Wirkort.
- Im Vergleich zur Tablettenform genügt eine geringe Dosis.
- Die Nebenwirkungen sind geringer, da weniger Wirkstoff in den Blutkreislauf gelangt.

Grundprinzipien der Inhalation

Unabhängig vom verwendeten Inhalationssystem gibt es einige Grundprinzipien der Inhalationstechnik:

> Immer mit aufrechtem Oberkörper (im Stehen oder Sitzen) inhalieren!

- **Inhalation vorbereiten:**
  - Bei **Dosieraerosolen**: Schutzkappe entfernen und prüfen, ob das Mundrohr von innen (v.a. Sprühdüse) und außen sauber ist. Dosieraerosol kräftig schütteln und dann aufrecht zwischen Finger und Daumen halten (mit dem Daumen unter dem Mundstück).
  - Bei **Pulverinhalatoren**: Öffnen des Gerätes und Bereitstellen der Dosis.

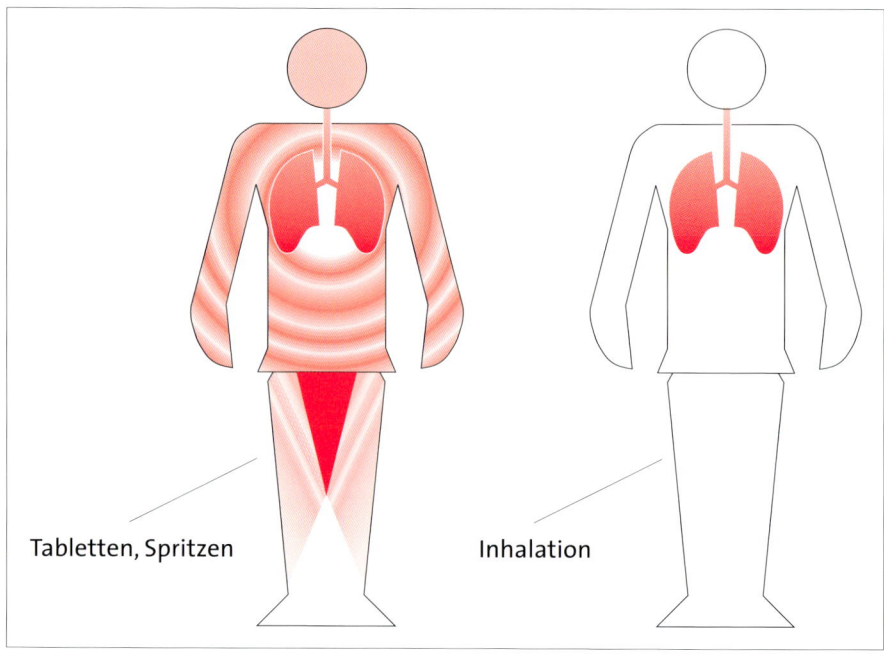

Abb. 4: Wirkstoffverteilung

- ◢ **Ausatmen:**
  - „Bequem", aber so tief wie möglich ausatmen (v.a. bei Pulverinhalatoren: Nicht in das Gerät ausatmen!).
- ◢ **Inhalieren:**
  - Inhalation in Abhängigkeit vom Gerätetyp auslösen.
  - Atmen Sie schon zu Beginn der Inhalation kräftig und gleichmäßig durch den Mund ein!
  - Bei Dosieraerosolen: Während des Einatmens den Wirkstoffbehälter fest nach unten drücken, um den Wirkstoff freizugeben. Gleichzeitig weiterhin langsam und tief einatmen. Bei Pulverinhalatoren sollte rasch und tief eingeatmet werden.
- ◢ **Atem anhalten:**
  - Atem (für etwa 5–10 Sekunden) anhalten.
- ◢ **Ausatmen:**
  - Langsam ausatmen, bevorzugt über die Nase oder mit der Lippenbremse.

- **Nächste Inhalation:**
  - Weitere Inhalationen frühestens nach einer Minute durchführen.
    - **Bei Kortison-Spray oder -Pulver: Nach der Inhalation Mund ausspülen und/oder etwas essen!**

Häufige Fehler bei der Inhalation

- Alle Systeme:
  - Vor der Inhalation wurde nicht tief genug ausgeatmet.
  - Ungünstige Körperposition: Die Inhalation sollte möglichst im Stehen oder Sitzen erfolgen (bei bettlägerigen Patienten Kopfteil des Bettes hochstellen).
  - Zu geringe Einatmung bei der Inhalation
  - Die Luft wurde nicht lange genug angehalten (5–10 Sekunden).
- Pulverinhalator:
  - In den Pulverinhalator ausatmen: Die Feuchtigkeit verklumpt den „wasseranziehenden" Wirkstoff.
  - Aufbewahren in feuchter Umgebung (z.B. Bad): Pulverinhalatoren sollten stets trocken aufbewahrt werden. Dies ist nicht erforderlich, wenn die Medikamentendosen einzeln verpackt sind (z.B. Diskus Aerolizer).
  - Ungenügendes Einatmen (nicht kräftig genug): Die Aeorosolerzeugung erfolgt ausschließlich durch einen genügend starken Atemfluss bei der Einatmung. Pulverinhalatoren werden daher für das Notfall-Medikament nicht empfohlen.
- Dosieraerosol:
  - Die Schutzkappe wurde nicht entfernt und Dosieraerosol nicht geschüttelt (Ausnahme: Dosieraerosole, bei denen der Wirkstoff in Hydroflouralkalan (HFA) gelöst ist, müssen nicht geschüttelt werden).
  - Das Dosieraerosol wird nicht senkrecht gehalten.
  - Ungenügende Koordination zwischen Einatmung und Auslösen des Sprühstoßes.
  - Falsche Anzahl von Einzeldosen wird eingenommen.
  - Zu schnelle Inhalation: bei Dosieraerosolen soll langsam und gleichmäßig inhaliert werden.
  - Autohaler: Lufteinlassöffnung am Geräteboden wird mit den Fingern bedeckt.

Pulverinhalatoren

Bei diesen Inhalatoren wird die Wirksubstanz ohne zusätzliche Treibmittel als Pulver bereitgestellt. Das Pulver wird durch Einatmen aus dem Pulverinhalator freigesetzt. Die Vorteile für den Betroffenen liegen in der wesentlich einfacheren Anwendung: Es entfällt die bei üblichen Dosieraerosolen notwendige Koordination von Auslösen und Einatmen. Man unterscheidet Einzeldosis- und Mehrdosissysteme sowie wieder befüllbare und nicht wieder befüllbare Inhalatoren.

Tab. 2: Inhalationssysteme

Aerolizer	Einzeldosensystem, wieder befüllbar
Diskus	Mehrdosissystem mit Einzelverblisterung, nicht wieder befüllbar
EasyHaler	Mehrdosis-Reservoir-System, nicht wieder befüllbar
HandiHaler	Einzeldosissystem, wieder befüllbar
Inhalator M	Einzeldosissystem, wieder befüllbar
Auto-Jethaler	Multidosen-Reservoir-System, nicht wieder befüllbar
Novolizer	Multidosen-Reservoir-System, wieder befüllbar
Turbohaler	Multidosen-Reservoir-System, nicht wieder befüllbar
Twisthaler	Einzeldosensystem, nicht wieder befüllbar

Diese Übersicht erhebt keinen Anspruch auf Vollständigkeit (Stand Juni 2006).

Aerolizer

Beim Aerolizer ist jede einzelne Dosis in einer Kapsel verpackt, die vor der Inhalation aufgestochen wird.
- **Inhalation vorbereiten:**
  - Verschlusskappe des Aerolizers abziehen. Zum Öffnen des Aerolizers den oberen Teil in Pfeilrichtung drehen, also gegen den Uhrzeigersinn. Kapsel in die Vertiefung legen und das Mundstück in die entgegengesetzte Richtung drehen, bis es hörbar einrastet.
  - Zum Aufstechen der Kapsel den Aerolizer aufrecht halten und die Bedienungsknöpfe gleichzeitig drücken. Nach dem knackenden Geräusch die Knöpfe wieder loslassen.

Pulverinhalatoren

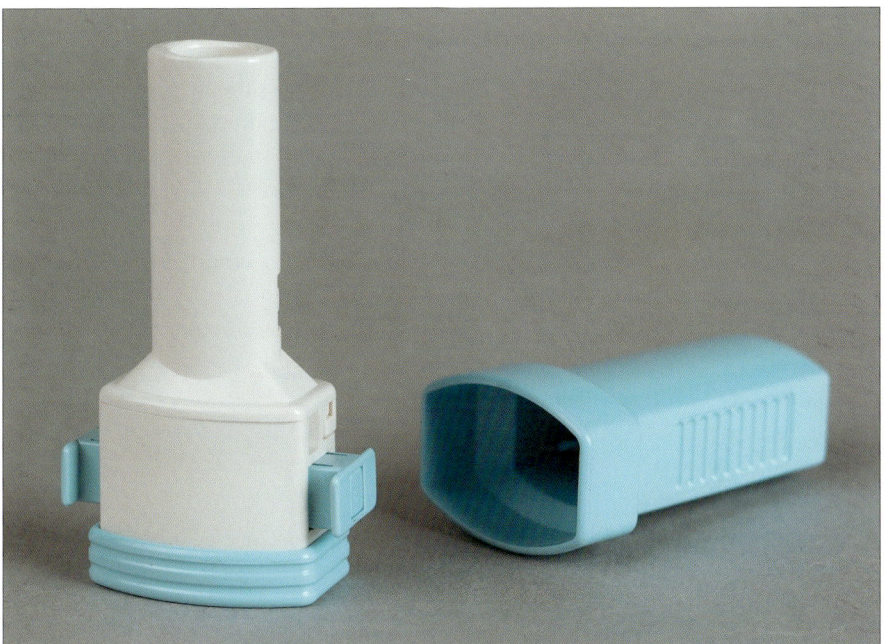

Abb. 5: Pulverinhalator: Aerolizer

◢ **Ausatmen:**
  – Langsam und entspannt ausatmen.
◢ **Einatmen:**
  – Mundstück mit den Lippen fest umschließen.
  – Rasch, kräftig und möglichst tief einatmen (Erfolgskontrolle: surrendes Geräusch).
◢ **Atem anhalten:**
  – Atem für etwa 5–10 Sekunden anhalten.
  – Mundstück aus dem Mund nehmen.
◢ **Ausatmen:**
  – Langsam ausatmen, bevorzugt über die Nase oder mit Lippenbremse.
  – Nicht in das Gerät hineinpusten.
  – Zum Schluss prüfen, ob noch Pulver in der Kapsel übrig geblieben ist. Wenn ja, Inhalation wiederholen, sonst die leere Kapsel entfernen und das Gerät wieder verschließen.

Diskus

Beim Diskus ist die Wirkstoffdosis für jeden Hub einzeln verpackt und wird durch Betätigen des Hebels freigegeben. Der Wirkstoff ist mit einem Zuckerpulver vermischt, sodass Sie nach der Inhalation einen süßen Geschmack im Mund haben können.

- **Inhalation vorbereiten:**
  - Diskus durch Wegschieben des Daumengriffes öffnen, bis Mundstück und Hebel erscheinen.
  - Diskus durch Wegschieben des Hebels spannen, bis ein Klicken zu hören ist.
- **Ausatmen:**
  - Diskus vom Mund entfernt halten und langsam und entspannt ausatmen, keinesfalls in den Pulverinhalator.
- **Einatmen:**
  - Mundstück mit den Lippen fest umschließen.
  - Schon zu Beginn der Inhalation rasch und möglichst tief durch den Mund, nicht durch die Nase einatmen.
- **Atem anhalten:**
  - Atem für etwa 5–10 Sekunden anhalten.
  - Mundstück aus dem Mund nehmen.

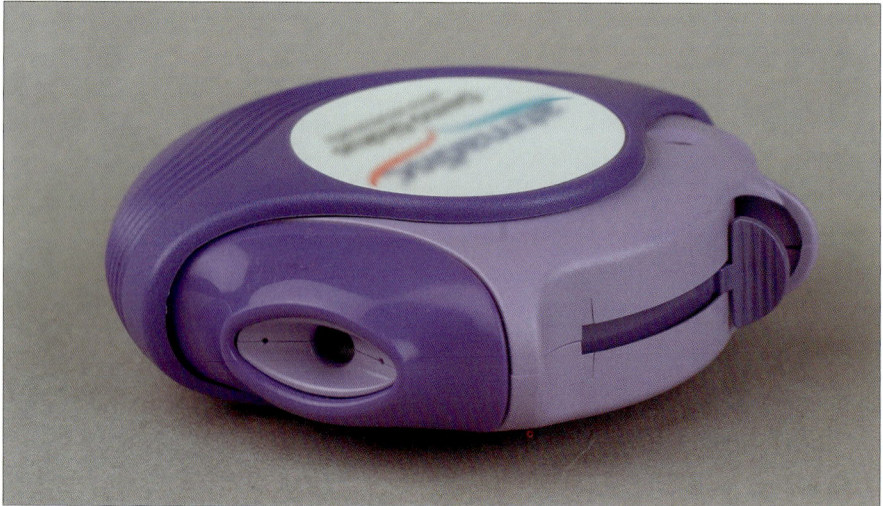

Abb. 6: Pulverinhalator: Diskus

◢ **Ausatmen:**
- Langsam ausatmen, bevorzugt über die Nase oder mit Lippenbremse.
- Nicht in das Gerät hineinpusten.
- Diskus durch Zurückschieben des Daumengriffes schließen.
- Wenn Sie eine zweite Inhalation durchführen wollen, beginnen Sie wieder von vorne.
- Ein Zählwerk zeigt an, wie viele Inhalationen der Diskus noch enthält.

EasyHaler

Beim EasyHaler liegt der Wirkstoff in einem Behälter vor. Durch Betätigen des Mechanismus wird eine Dosis portioniert.

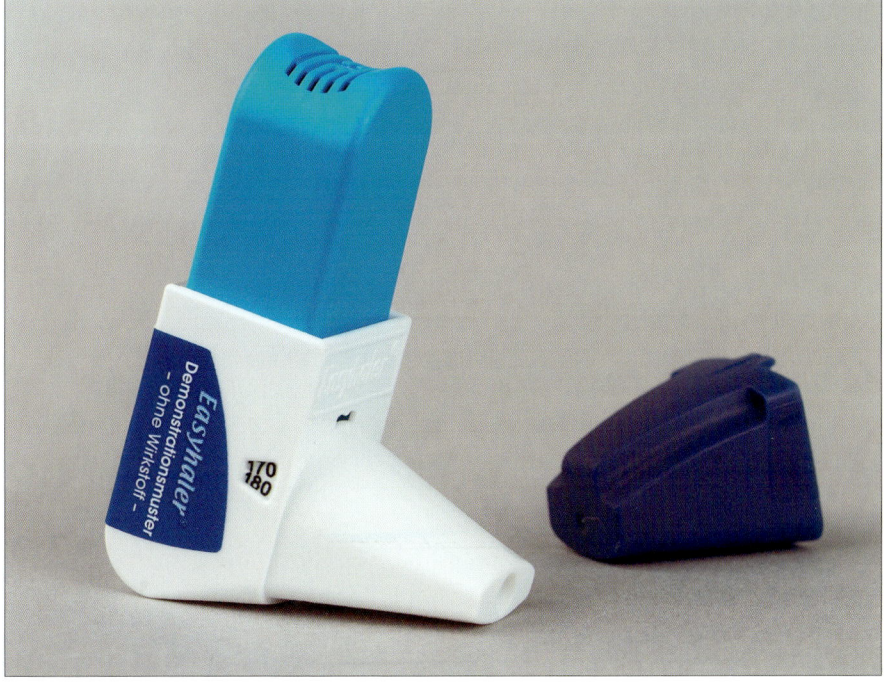

Abb. 7: Pulverinhalator: EasyHaler

▲ **Inhalation vorbereiten:**
  – EasyHaler vor jedem Hub einmal schütteln, Gerät dabei senkrecht halten.
  – Schutzkappe vom Mundstück abziehen.
  – Einmal drücken und anschließend loslassen.
▲ **Ausatmen:**
  – Langsam und entspannt ausatmen, keinesfalls in den Pulverinhalator.
▲ **Einatmen:**
  – Mundstück mit den Lippen fest umschließen.
  – Rasch, kräftig und möglichst tief durch den Mund einatmen.
▲ **Atem anhalten:**
  – Atem für etwa 5–10 Sekunden anhalten.
  – Mundstück aus dem Mund nehmen.
▲ **Ausatmen:**
  – Langsam ausatmen, bevorzugt über die Nase oder mit Lippenbremse.
  – Nicht in das Gerät hineinpusten.
  – Schutzkappe wieder aufsetzen.

HandiHaler

Beim HandiHaler ist jede einzelne Dosis in einer Kapsel verpackt, die vor der Inhalation aufgestochen wird.
▲ **Inhalation vorbereiten:**
  – Schutzkappe und Mundstück nacheinander hochklappen.
  – Kapsel aus dem Blister entnehmen (dazu die Folie unmittelbar vor Gebrauch so weit öffnen, dass eine ganze Kapsel sichtbar wird).
  – Kapsel in die Kapselkammer einlegen.
  – Mundstück fest zuklappen, bis ein Klick zu hören ist.
  – Den aufrecht gehaltenen HandiHaler mit offener Schutzkappe und geschlossenem Mundstück am grünen Anstechknopf bis zum Anschlag eindrücken (knackendes Geräusch) und wieder loslassen.
▲ **Ausatmen:**
  – Langsam und entspannt ausatmen, wichtig: Nicht in das Mundstück hineinatmen.

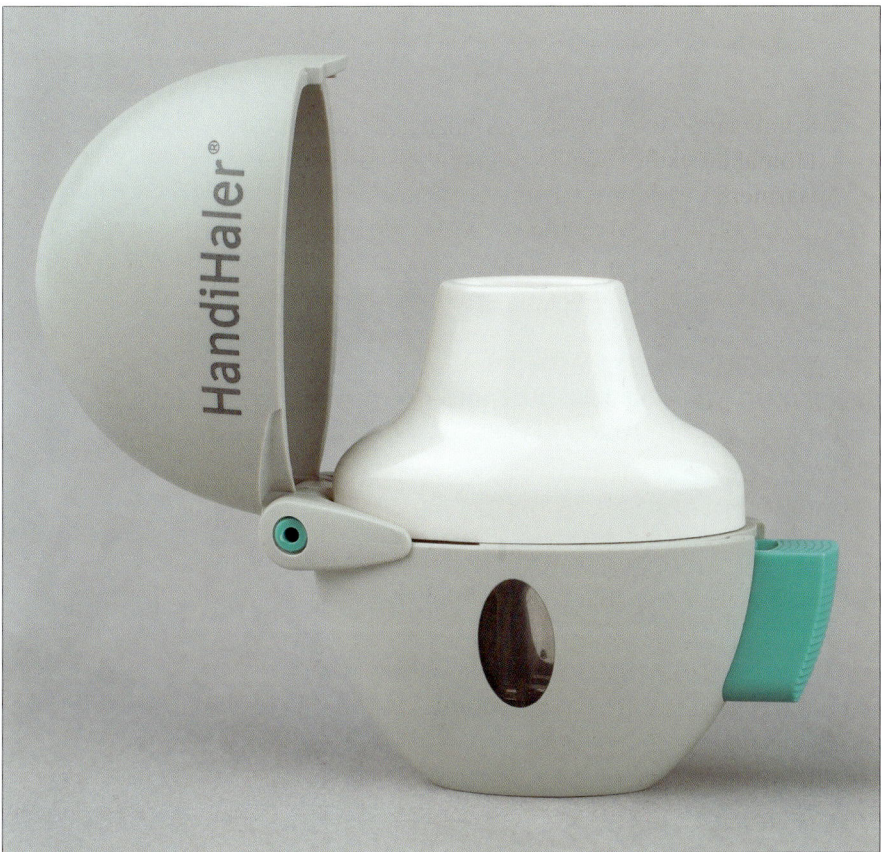

Abb. 8: Pulverinhalator: HandiHaler

◢ **Inhalation auslösen und einatmen:**
  – Mundstück mit den Lippen fest umschließen.
  – Rasch, kräftig und tief durch den Mund einatmen, sodass Sie die Kapsel vibrieren hören.
◢ **Atem anhalten:**
  – Atem für etwa 5–10 Sekunden anhalten.
  – Mundstück aus dem Mund nehmen.

◢ **Ausatmen:**
- Langsam ausatmen, bevorzugt über die Nase oder mit Lippenbremse.
- Mundstück öffnen, Kapsel aus dem HandiHaler fallen lassen, danach Mundstück und Schutzkappe wieder verschließen.
- Punkte „Inhalation auslösen und einatmen", „Atem anhalten" und „Ausatmen" nochmals wiederholen, um die Kapsel vollständig zu leeren.

Inhalator M

Beim Inhalator M ist der Wirkstoff in Kapseln abgefüllt. Durch Betätigen des Druckknopfes wird die Kapsel zerdrückt und der Wirkstoff freigesetzt. In der Vorratstrommel des Gerätes ist Platz für sechs Kapseln.

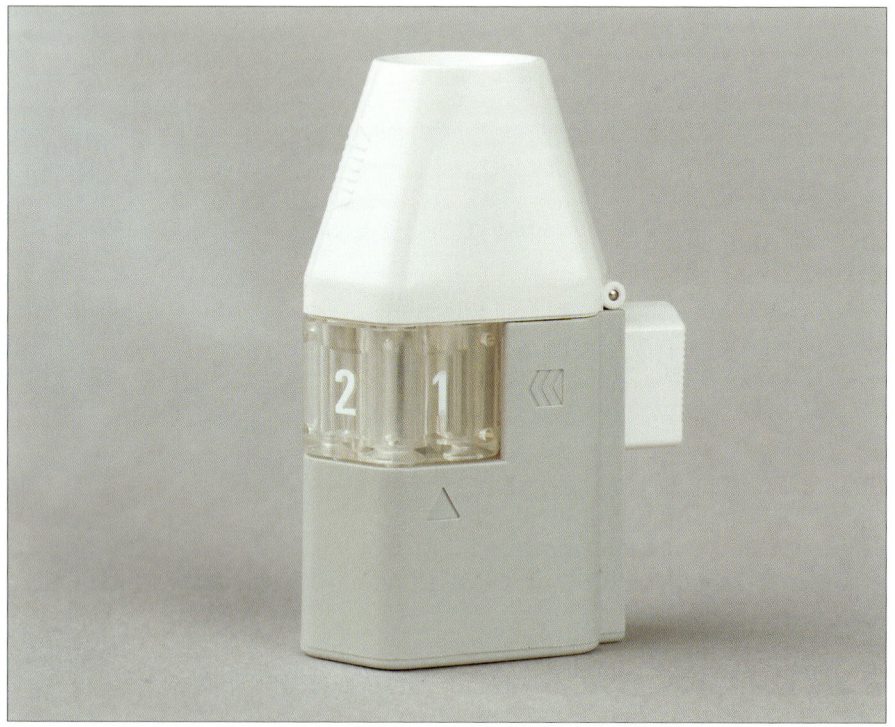

Abb. 9: Pulverinhalator: Inhalator M

- **Inhalation vorbereiten:**
  - Vor Gebrauch müssen Sie das Vorratsmagazin füllen. Zuerst wird das Mundstück aufgeklappt, dann das Magazin angehoben und gedreht, bis die Zahl 6 über der Markierung steht. Jetzt wird das Magazin mit den Inhaletten gefüllt.
  - Um die Kapsel zu zerdrücken und den Wirkstoff freizusetzen, müssen Sie vor der Inhalation bei senkrecht gehaltenem Gerät den weißen Knopf bis zum Anschlag drücken und danach wieder loslassen.
- **Ausatmen:**
  - Langsam und entspannt ausatmen, keinesfalls in den Pulverinhalator.
- **Einatmen:**
  - Mundstück mit den Lippen fest umschließen.
  - Rasch, kräftig und möglichst tief durch den Mund einatmen.
- **Atem anhalten:**
  - Atem für etwa 5–10 Sekunden anhalten.
  - Mundstück aus dem Mund nehmen.
- **Ausatmen:**
  - Langsam ausatmen, bevorzugt über die Nase oder mit Lippenbremse.
  - Nicht in das Gerät hineinpusten.
  - Punkte „Einatmen", „Atem anhalten" und „Ausatmen" sollten Sie wiederholen, um die Inhalette vollständig zu leeren.
  - Nach der Inhalation drehen Sie die Trommel im Uhrzeigersinn weiter, bis diese hörbar einrastet. Wenn über der Markierung die Ziffer 1 erscheint, steht nur noch eine Inhalette zur Verfügung und Sie müssen nach dieser Inhalation das Gerät wieder füllen.

Auto-Jethaler

- **Inhalation vorbereiten:**
  - Schutzkappe durch leichtes Drehen bei gleichzeitigem Ziehen abnehmen.
  - Zum Spannen des Mahlwerks den Drehring am Auto-Jethaler im Uhrzeigersinn drehen bis ein „knarrendes" Geräusch hörbar wird.
- **Ausatmen:**
  - Langsam und entspannt ausatmen, keinesfalls in den Pulverinhalator.

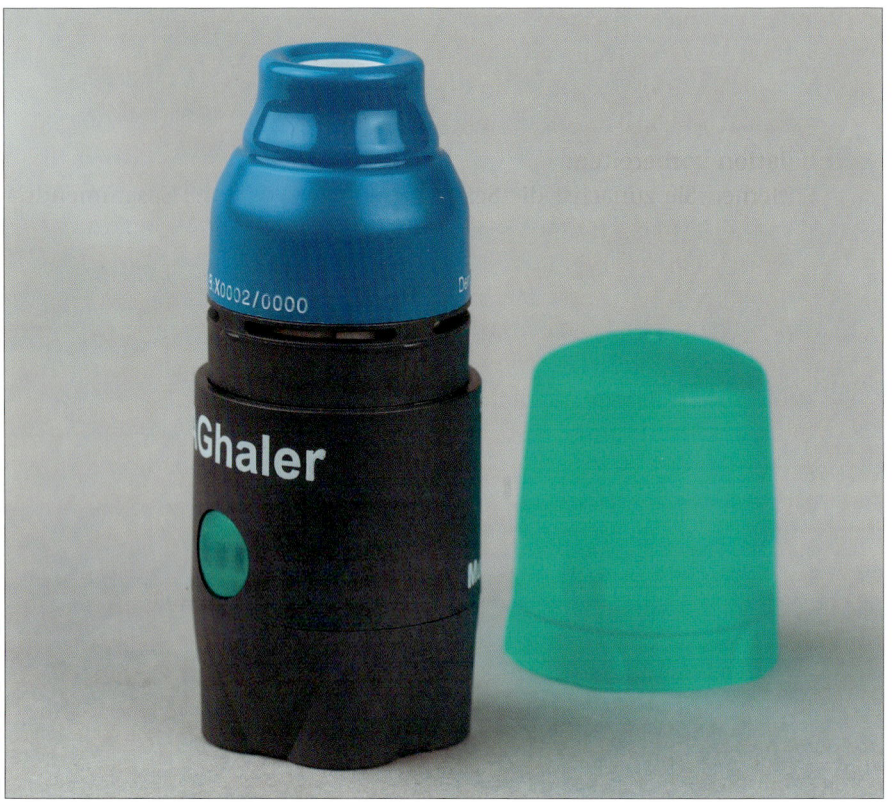

Abb. 10: Pulverinhalator: Auto-Jethaler

- **Einatmen:**
  - Mundstück mit den Lippen fest umschließen.
  - Rasch und gleichmäßig durch den Mund einatmen, bis das Scharren des Auto-Jethalers aufhört.
- **Atem anhalten:**
  - Atem für etwa 5–10 Sekunden anhalten.
  - Mundstück aus dem Mund nehmen.
- **Ausatmen:**
  - Langsam ausatmen, bevorzugt über die Nase oder mit Lippenbremse.
  - Nicht in das Gerät hineinpusten.

Novolizer

Beim Novolizer ist der Wirkstoff in eine Patrone abgefüllt. Durch Betätigen der farbigen Taste wird jeweils eine Dosis freigegeben.

- **Inhalation vorbereiten:**
  - Entfernen Sie zunächst die Schutzkappe durch leichtes Zusammendrücken auf der Seite und Abziehen nach vorne.
  - Drücken Sie die farbige Dosiertaste bis zum Anschlag kräftig nach unten. Sie hören ein Klicken, und die Farbe des Kontrollfensters wechselt von rot nach grün. Vergessen Sie nicht, die Taste wieder loszulassen.
- **Ausatmen:**
  - Langsam und entspannt ausatmen, keinesfalls in den Pulverinhalator.
- **Einatmen:**
  - Mundstück mit den Lippen fest umschließen.
  - Rasch, kräftig und möglichst tief durch den Mund einatmen. Ein deutliches Klicken zeigt die korrekte Inhalation an, außerdem wechselt die Farbe in dem Kontrollfenster wieder von grün auf rot.
- **Atem anhalten:**
  - Atem für etwa 5–10 Sekunden anhalten.
  - Mundstück aus dem Mund nehmen.

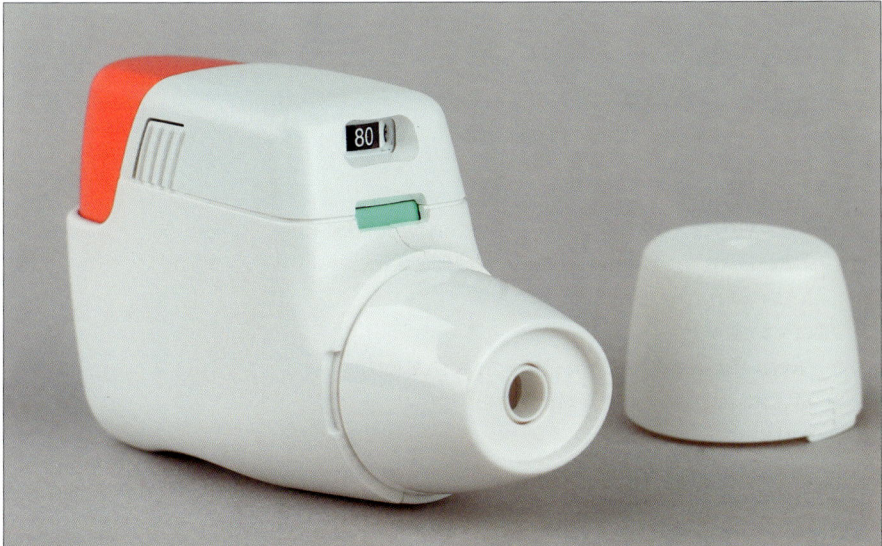

Abb. 11: Pulverinhalator: Novolizer

◢ **Ausatmen:**
  - Langsam ausatmen, bevorzugt über die Nase oder mit Lippenbremse. Nicht in das Gerät hineinpusten.
  - Nach der Inhalation setzen Sie die Schutzkappe wieder auf das Mundstück.
  - Das Zählwerk zeigt die noch vorhandenen Einzeldosen an. Wenn eine schraffierte Null erscheint, muss eine neue Einzelpatrone eingesetzt werden.

Turbohaler

Beim Turbohaler gelangt das Pulver durch einen Drehmechanismus auf ein Sieb und wird dann inhaliert. Da beim Turbohaler mit Kortison-Pulver der Wirkstoff als Reinsubstanz vorliegt, schmecken Sie bei der Inhalation nichts.

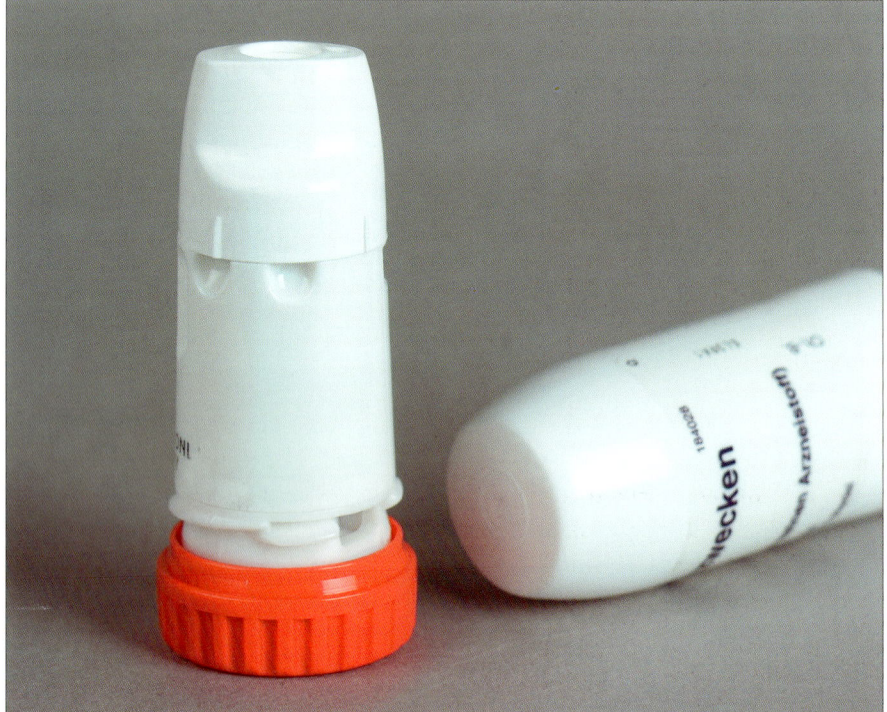

Abb. 12: Pulverinhalator: Turbohaler

▲ **Inhalation vorbereiten:**
  - Schutzkappe abschrauben.
  - Turbohaler senkrecht oder maximal 45° geneigt halten, sonst sind Fehldosierungen möglich. Dann den Dosierring einmal hin- und herdrehen. Das Klicken zeigt die korrekte Befüllung an.
  - Mehrmaliges hin- und herdrehen verändert die Dosis nicht.
▲ **Ausatmen:**
  - Langsam und entspannt ausatmen, keinesfalls in den Pulverinhalator.
▲ **Einatmen:**
  - Gerät waagerecht halten.
  - Mundstück mit den Lippen fest umschließen.
  - Rasch, kräftig und möglichst tief durch den Mund einatmen.
▲ **Atem anhalten:**
  - Atem für etwa 5–10 Sekunden anhalten.
  - Mundstück aus dem Mund nehmen.
▲ **Ausatmen:**
  - Langsam ausatmen, bevorzugt über die Nase oder mit Lippenbremse.
  - Nicht in das Gerät hineinpusten.
  - Schutzkappe wieder aufschrauben.
  - Die rote Reserveanzeige beim Turbohaler zeigt die letzten 10 bzw. 20 Dosen an. Der neue Turbohaler hat ein Zählwerk. Beim Schütteln des Gerätes entsteht ein Geräusch, welches wie Pulver klingt, dieses ist jedoch Trocknungsmittel (schützt den Wirkstoff vor Verklumpung) und lässt keine Rückschlüsse auf die noch vorhandene Wirkstoffmenge zu.

Twisthaler

▲ **Inhalation vorbereiten:**
  - Twisthaler möglichst senkrecht halten und den unteren pinkfarbenen Teil mit einer Hand umfassen, mit der anderen Hand die weiße Verschlusskappe gegen den Uhrzeigersinn drehen und abziehen. (Die Kerbe muss vor dem Abnehmen der Verschlusskappe direkt über dem Zählfenster stehen).
▲ **Ausatmen:**
  - Langsam und entspannt ausatmen, keinesfalls in den Pulverinhalator.

▲ **Einatmen:**
  – Das weiße Mundstück mit den Lippen fest umschließen.
  – Rasch, kräftig und möglichst tief durch den Mund einatmen.
▲ **Atem anhalten:**
  – Atem für etwa 5–10 Sekunden anhalten.
  – Mundstück aus dem Mund nehmen.
▲ **Ausatmen:**
  – Langsam ausatmen, bevorzugt über die Nase oder mit Lippenbremse.
  – Nicht in das Gerät hineinpusten.
  – Schutzkappe wieder aufsetzen, mit leichtem Druck nach unten im Uhrzeigersinn langsam zudrehen, bis ein weiches Klicken zu hören ist. Jetzt befindet sich die Kerbe direkt über dem Zählfenster.
  – Stehen beide Ziffern der Reserveanzeige auf Null, ist der gesamte Wirkstoff verbraucht und die Verschlusskappe verriegelt automatisch.

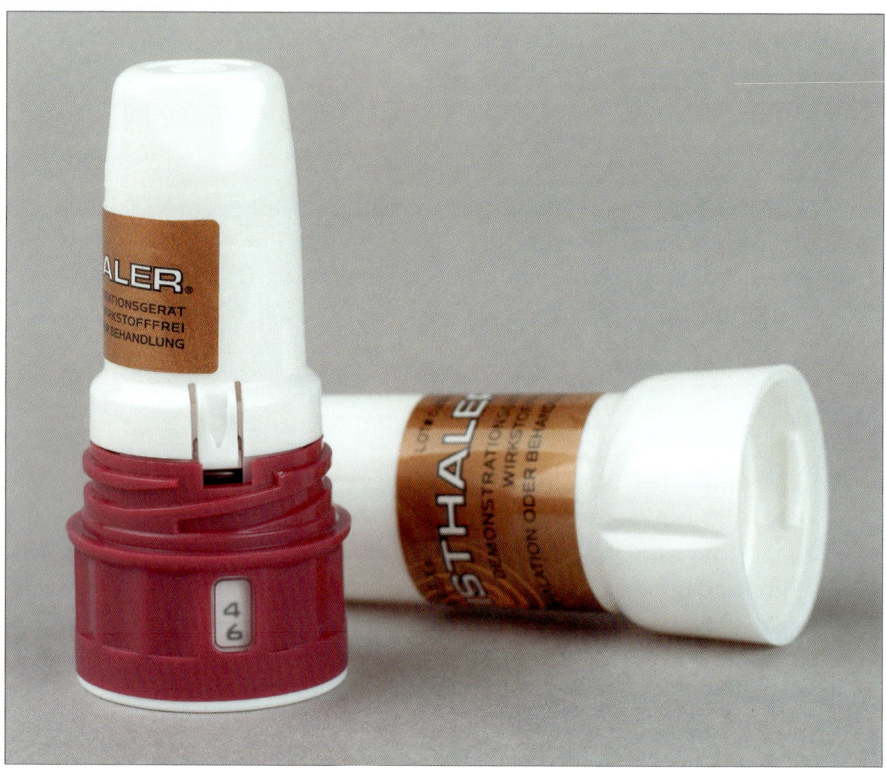

Abb. 13: Pulverinhalator: Twisthaler

Dosieraerosole

Beim Dosieraerosol wird der Wirkstoff mit Hilfe von gasförmigen Lösungsmitteln freigesetzt. Das Auslösen des Sprühstoßes erfolgt entweder per Hand oder bei atemzuggesteuerten Dosieraerosolen durch die Einatmung.

Die Inhalation des entstehenden Aerosols muss zeitlich mit dem Auslösen des Sprühstoßes abgestimmt sein. Eine Erleichterung der korrekten Inhalation bieten Inhalationshilfen (Spacer) oder atemzuggesteuerte Dosieraerosole. Inhalatives Kortison sollte stets mit einem Spacer inhaliert werden (verbesserte Verteilung in den Atemwegen, verminderte Benetzung der Mundschleimhaut), wenn es nicht in HFA gelöst ist.

> Nach Kortison-Inhalation sollten Sie unbedingt den Mund ausspülen und/oder etwas essen!

Inhalationstechnik Dosieraerosol

- **Inhalation vorbereiten:**
  - Schutzkappe entfernen.
  - Dosieraerosol zwischen Daumen und Mittel- oder Zeigefinger halten (Daumen und Mundstück unten) und kräftig schütteln
- **Ausatmen:**
  - Bei aufrechter Körperhaltung langsam und entspannt ausatmen.
  - Das Dosieraerosol mit dem Mundstück nach unten halten und das Mundstück mit den Lippen gut umschließen.
  - Kopf leicht zurückneigen.
- **Einatmen und Inhalation auslösen:**
  - Zu Beginn der Einatmung den Sprühstoß auslösen, indem der Metallbehälter nach unten gedrückt wird. Hierbei weiterhin gleichmäßig und tief durch den Mund einatmen.
- **Atem anhalten:**
  - Atem für etwa 5–10 Sekunden anhalten.
  - Mundstück aus dem Mund nehmen.
- **Ausatmen:**
  - Langsam ausatmen, bevorzugt über die Nase oder mit Lippenbremse.
  - Schutzkappe wieder auf das Dosieraerosol aufstecken.

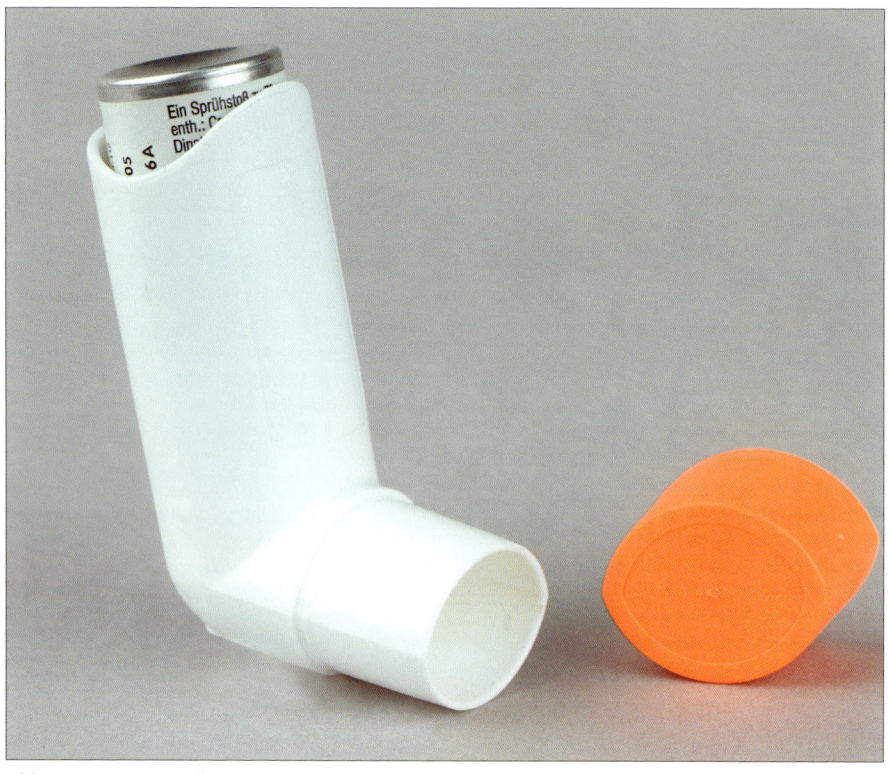

Abb. 14: Dosieraerosol

Dosieraerosol mit Jetspacer

◢ **Inhalation vorbereiten:**
  – Jetspacer zwischen Daumen und Mittel- oder Zeigefinger halten und kräftig schütteln. Schutzkappe muss aufgesetzt sein.
◢ **Ausatmen:**
  – Atmen Sie tief aus.
  – Nehmen Sie die Schutzkappe ab.
  – Mundstück mit den Lippen gut umschließen.
◢ **Sprühstoß auslösen und einatmen:**
  – Drücken Sie das Druckbehältnis nach unten, damit ein Sprühstoß freigesetzt wird.
  – Langsam und möglichst tief durch den Mund einatmen.

Dosieraerosole

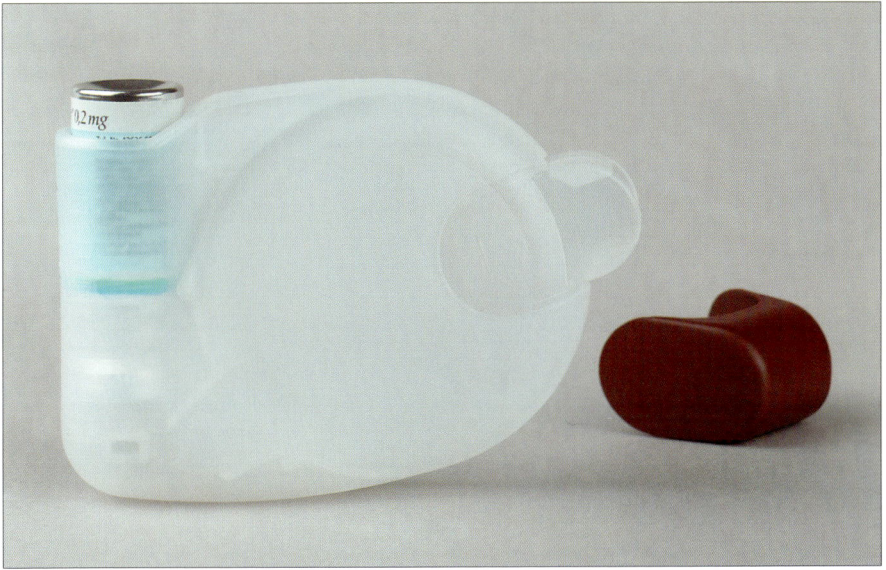

Abb. 15: Dosieraerosol mit Jetspacer

- **Atem anhalten:**
  - Atem für etwa 5–10 Sekunden anhalten.
  - Jetspacer aus dem Mund nehmen.
- **Ausatmen:**
  - Langsam ausatmen, bevorzugt über die Nase oder mit Lippenbremse.
  - Schutzkappe wieder aufstecken.

Dosieraerosol mit großvolumiger Inhalationshilfe (Spacer)

- **Inhalation vorbereiten:**
  - Inhalationshilfe zusammenstecken.
  - Schutzkappe des Dosieraerosols entfernen.
  - Dosieraerosol zwischen Daumen und Mittel- oder Zeigefinger halten (Daumen und Mundstück unten) und kräftig schütteln.
  - Mundstück des Dosieraerosols in den Spacer einstecken.

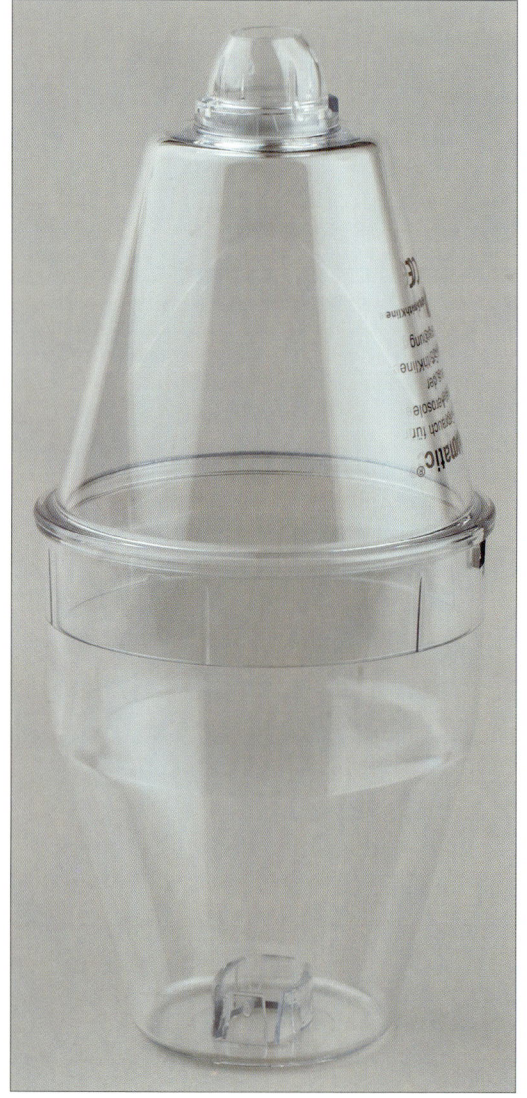

Abb. 16: Inhalationshilfe: AeroChamber

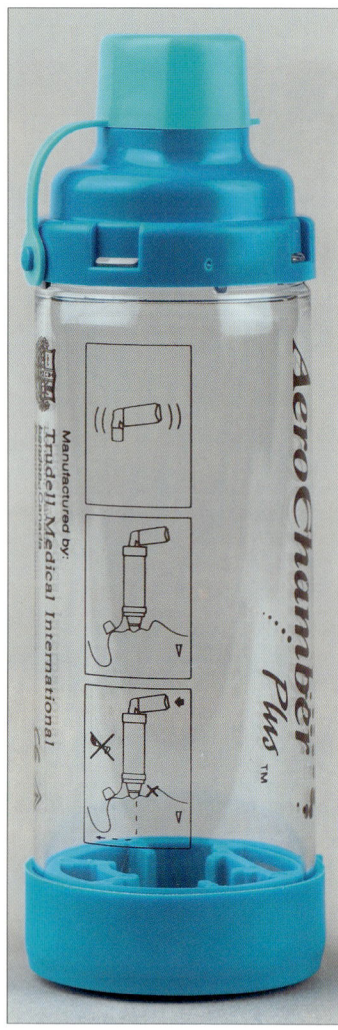

Abb. 17: Inhalationshilfe: Volumatic

- **Ausatmen:**
  - Langsam und entspannt ausatmen.
  - Mundstück der Inhalierhilfe mit den Lippen fest umschließen.
  - Kopf leicht zurückneigen.
- **Inhalation auslösen und einatmen:**
  - Sprühstoß auslösen, indem der Metallbehälter nach unten gedrückt wird. Sofort danach langsam und tief den Substanznebel durch den Mund über den Spacer einatmen.
- **Atem anhalten:**
  - Atem für etwa 5–10 Sekunden anhalten.
- **Ausatmen:**
  - Langsam ausatmen, bevorzugt durch die Nase oder mit Lippenbremse.
  - Gegebenenfalls nach 30 Sekunden Inhalation wiederholen.
  - Spacer muss nicht abgesetzt werden, die Ein- und Ausatmung kann über das Mundstück mit Ventil erfolgen (Ausnahme: Spacer ohne Ventil).
  - Spacer und Dosieraerosol trennen, Schutzkappe wieder auf das Dosieraerosol aufstecken und Spacer ordnungsgemäß reinigen.

Atemzuggesteuerte Dosieraerosole: Autohaler, Easybreath

- **Inhalation vorbereiten:**
  - Schutzkappe von hinten nach vorne abdrücken.
  - Autohaler zwischen Daumen und Mittel- oder Zeigefinger senkrecht halten (Daumen und Mundstück unten).
  - Kräftig schütteln.
  - Hebel mit Daumen nach oben drücken.
- **Ausatmen:**
  - Langsam und entspannt ausatmen.
  - Mundstück mit den Lippen gut umschließen.
- **Inhalation auslösen und einatmen:**
  - Kopf leicht zurückneigen.
  - Langsam und möglichst tief durch den Mund einatmen.
  - Nicht erschrecken! Ein Schnappgeräusch zeigt lediglich die atemzugsgesteuerte Wirkstofffreigabe an.
- **Atem anhalten:**
  - Atem für etwa 5–10 Sekunden anhalten.
  - Hierbei Mundstück aus dem Mund nehmen.

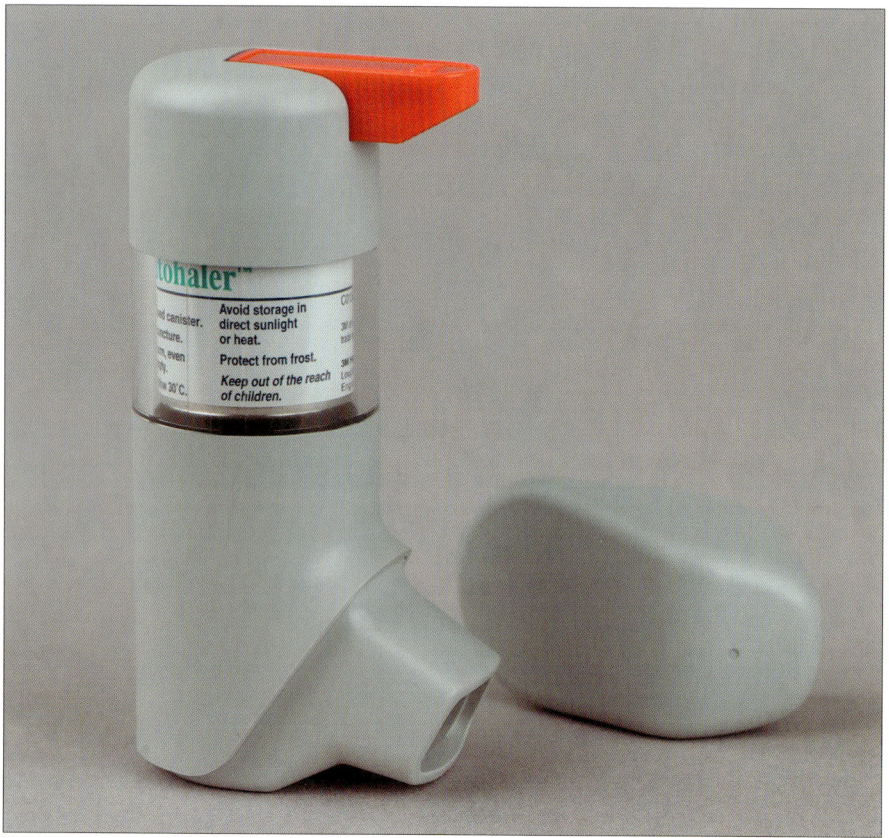

Abb. 18: Atemzuggesteuertes Dosieraerosol: Autohaler

▲ **Ausatmen:**
- Langsam ausatmen, bevorzugt über die Nase oder mit Lippenbremse.
- Nicht in das Gerät hineinpusten.
- Schutzkappe wieder aufstecken.

Respimat Soft Inhaler

Beim Respimat Soft Inhaler befindet sich der Wirkstoff in einer Kartusche. Bevor der Respimat Soft Inhaler zum ersten Mal verwendet wird, muss die Kartusche eingesetzt und der Respimat Soft Inhaler gebrauchsfertig gemacht werden.

Dosieraerosole | Kapitel 4 | 41

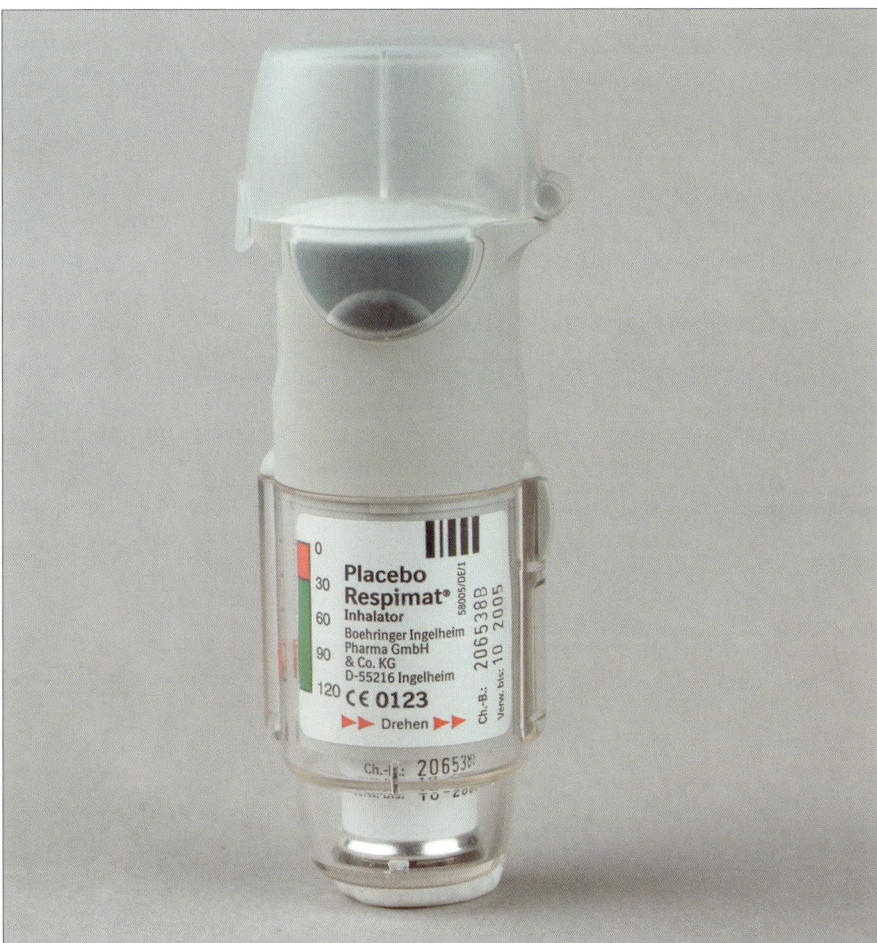

Abb. 19: Respimat Soft Inhaler

◢ **Inhalation vorbereiten:**
 – Den Respimat Soft Inhaler senkrecht halten und darauf achten, dass die Schutzkappe geschlossen ist, damit ein vorzeitiges Auslösen vermieden wird.
 – Das durchsichtige Gehäuseteil nach rechts drehen, bis es einrastet.
 – Die Schutzkappe bis zum Anschlag öffnen.

▲ **Ausatmen:**
  – Langsam und entspannt ausatmen.
  – Mundstück mit den Lippen gut umschließen. Darauf achten, dass die seitlichen Luftschlitze nicht verdeckt werden.
▲ **Inhalation auslösen und einatmen:**
  – Den Respimat Soft Inhaler waagerecht in Richtung des Rachens halten.
  – Langsam und möglichst tief durch den Mund einatmen.
  – Gleichzeitig den Sprühstoß auslösen, dabei langsam weiter einatmen.
▲ **Atem anhalten:**
  – Atem für etwa 5–10 Sekunden anhalten.
  – Respimat Soft Inhaler aus dem Mund nehmen.
▲ **Ausatmen:**
  – Langsam ausatmen, bevorzugt durch die Nase oder mit Lippenbremse.
  – Schutzkappe wieder schließen.
  – Ein Zählwerk zeigt an, für wie viele Hübe der Respimat Soft Inhaler noch ausreicht.

Reinigung und Pflege von Inhalationssystemen

Pulverinhalatoren

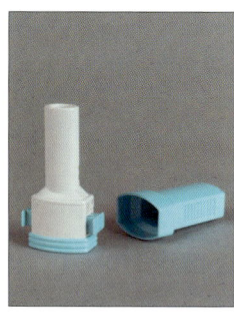

▲ Aerolizer
  – Das Mundstück und die Kapselöffnung mit einem trockenen Tuch und dem beigelegten Pinselchen reinigen und so die Pulverreste entfernen.

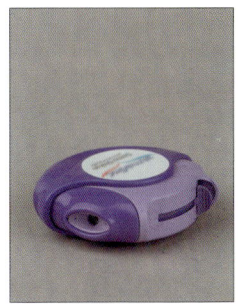

▲ Diskus
- Das verschmutzte Mundrohr bei Bedarf mit einem trockenen Tuch abwischen.

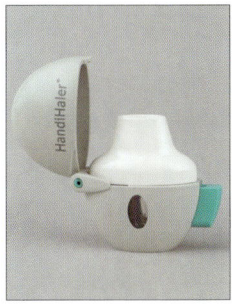

▲ HandiHaler
- Das Mundstück bei Bedarf mit einem feuchten Tuch reinigen.
- Einmal im Monat das auseinander geklappte Mundstück (samt hochgeklapptem Ansteckkopf) direkt nach der Inhalation mit warmem Wasser abspülen und geöffnet an der Luft trocknen lassen.

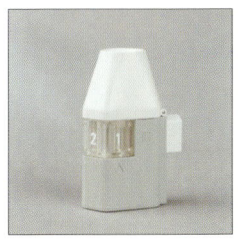

▲ Inhalator M
- Zur Entfernung von Pulverresten bzw. Verunreinigungen Mundstück und Kapselhalterung mit lauwarmem Wasser ausspülen und gründlich trocknen lassen, ggf. Haartrockner benutzen.
- Gerät erst restlos trocknen lassen, dann zusammensetzen.

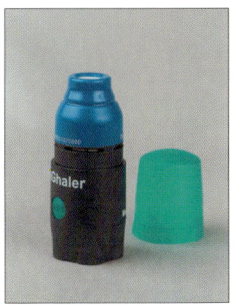

▲ Auto-Jethaler
- Nur das verschmutzte Mundrohr mit einem feuchten Tuch abwischen.

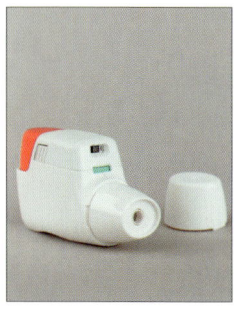

- Novolizer
  - Mundstück, Dosierschlitten und Pulverinhalator mit einem weichen, fusselfreien und trockenen Tuch reinigen, kein Wasser oder Reinigungsmittel verwenden. Pulverreste können durch leichtes Anklopfen entfernt werden.

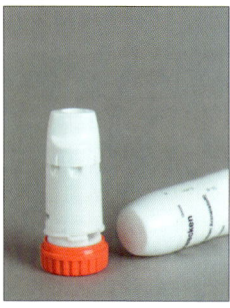

- Turbohaler
  - Das verschmutzte Mundstück mit einem trockenen Tuch reinigen.
  - Schutzkappe zur Aufbewahrung und als Feuchtigkeitsschutz benutzen.

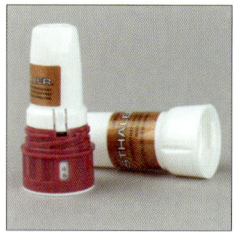

- Twisthaler
  - Die Außenfläche mit einem trockenen Stoff- oder Papiertuch reinigen.
  - Den Twisthaler auf keinen Fall abwaschen oder mit Wasser in Kontakt bringen.

Dosieraerosole

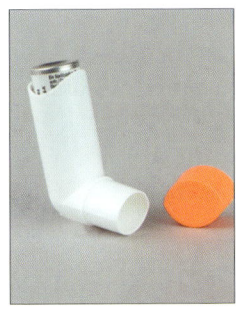

▲ Dosieraerosol
- Nach wiederholter Anwendung Mundrohr (ohne Patrone) mit warmem Wasser ausspülen, ausschütteln und gut trocknen lassen, anschließend Patrone wieder aufstecken. Bitte darauf achten, dass die Sprühdüse gereinigt und frei ist.
- Keinesfalls eine mit Wirkstoff benetzte Düsenöffnung frei kratzen, sondern ausschließlich mit warmem Wasser Wirkstoffreste abspülen und anschließend gut trocken lassen.
- Darauf achten, dass das Dosieraerosol für das Notfall-Spray immer gebrauchsfertig ist!

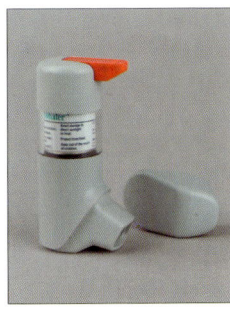

▲ Autohaler
- Mundstück ohne Schutzkappe durch Hin- und Herschwenken in lauwarmem Wasser reinigen, anschließend an der Luft trocknen lassen.
- Keine inneren Teile des Autohalers abtrocknen, sie können beschädigt werden!

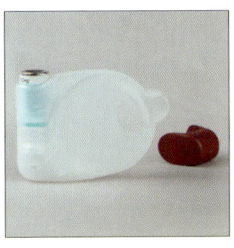

▲ Jetspacer
- Druckbehältnis vom Jetspacer entfernen.
- Jetspacer mit lauwarmem Wasser reinigen und so aufstellen, dass er gut trocknen kann.

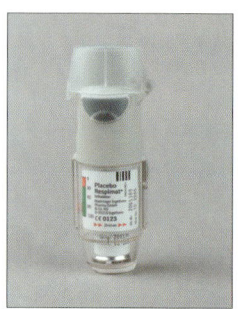

◢ Respimat Soft Inhaler
  – Mundstück und Metalldüse im Inneren mindestens einmal wöchentlich mit feuchtem Tuch oder Papiertuch reinigen.
  – Falls erforderlich, die Außenseite mit einem Tuch abwischen.
  – Wichtig: Nachdem die Kartusche eingelegt wurde, darf das durchsichtige Gehäuseteil nicht mehr entfernt werden.

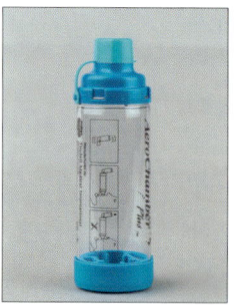

◢ Inhalationshilfen (Spacer):
  – Inhalationshilfe nach wiederholter Anwendung mit warmem Wasser (besser: mit schwacher Seifenlösung) spülen und lufttrocknen lassen, keinesfalls mit einem Tuch abtrocknen (elektrostatische Aufladung!). Ventile vor dem Trocknen mit warmem Wasser abspülen.
  – Mundstück mit Ventil auf Funktionsfähigkeit überprüfen und gründlich mit warmem Wasser reinigen.
  – Es ist empfehlenswert, die Reinigung einmal wöchentlich durchzuführen. Wird sie abends vorgenommen, können die Teile der Inhalationshilfe über Nacht gut trocknen.

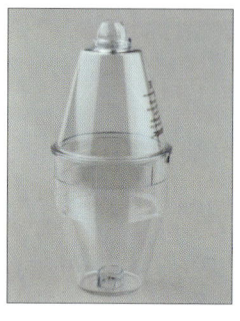

Aufbewahrung von Dosieraerosolen

◢ Für das Dosieraerosol gelten die Aufbewahrungsbedingungen für Treibgasdosen (§ 6 GefStoffV): „Behälter steht unter Druck, vor Sonnenbestrahlung und Temperaturen über 50°C schützen, auch nach Gebrauch nicht gewaltsam öffnen oder verbrennen."
◢ Von der Verwendung ist abzuraten, wenn das Dosieraerosol längere Zeit bei Temperaturen über 50°C aufbewahrt wurde, denn es besteht dann das Risiko von Mikroleckagen oder von Ventilschäden. Eine exakte Dosierung kann dann nicht mehr gewährleistet werden.
◢ Problemlos ist die Aufbewahrung in große Höhen oder die Mitnahme bei Flugreisen.

Inhalation mit dem PARI BOY SX

Der PARI BOY SX ist ein Düsenverneblungsgerät, mit dessen Hilfe flüssige Wirkstoffe vernebelt und inhaliert werden können. Unter anderem stehen folgende Medikamente für die Vernebelung zur Verfügung:

◢ Atemwegserweiternde Medikamente:
 – Salbutamol (z.B. Sultanol)
 – Ipratropiumbromid (z.B. Atrovent)
 – Fenoterol/Ipratropiumbromid (z. B. Berodual)
◢ Schleimlösende Wirkstoffe:
 – Kochsalzlösung
 – Emser Sole
 – Ambroxol (z.B. Mucosolvan)
 – Acetylcystein (z.B. Fluimucil Inhalat)
◢ Entzündungshemmende Medikamente:
 – Inhalatives Kortison (z.B. Pulmicort)

Zur Herstellung einer Inhalationslösung muss das Medikament zu einer Trägerlösung (ca. 2,5–3,0 ml Kochsalzlösung) gemischt werden. Daneben stehen aber auch gebrauchsfertige Lösungen in Ampullen (so genannte Fertiginhalate) zur Verfügung.

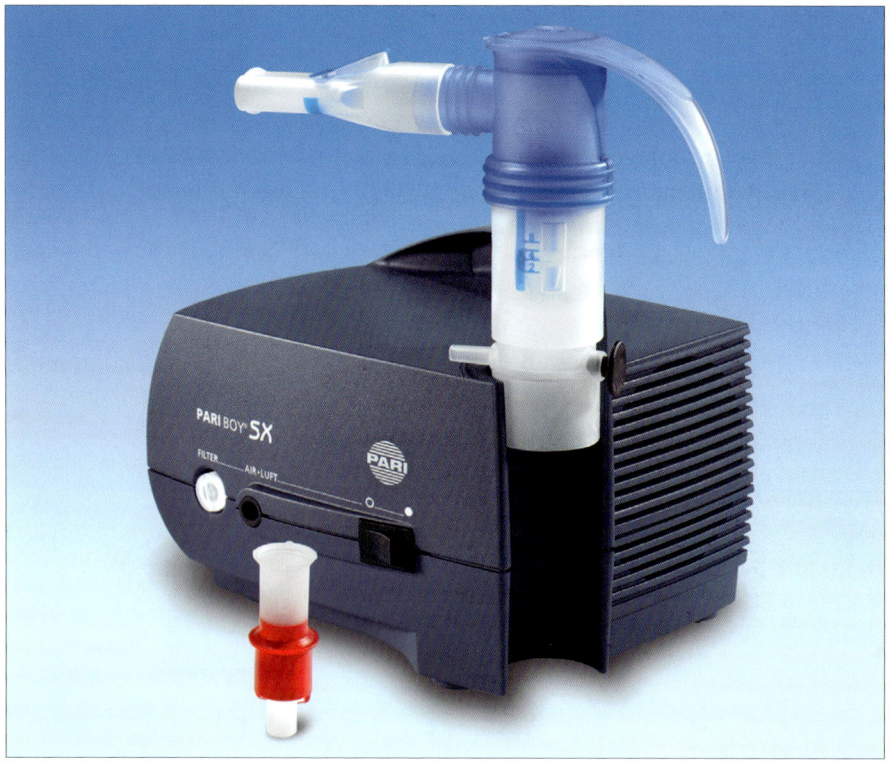

Abb. 20: PARI BOY SX

Aufbau des PARI BOY SX

Der PARI BOY SX besteht aus einem Kompressor und einem Vernebler.

Inhalation mit dem PARI BOY SX Schritt für Schritt

- ◢ Vorbereitung der Inhalation:
    - Hände mit Seife waschen.
    - Verschluss am Vernebleroberteil öffnen.
    - Medikament von oben in den Vernebler einfüllen.
    - Medikament höchstens bis zum oberen Skalenstrich (entspricht 8ml) einfüllen (Achtung: Medikamente nach der Mischung sofort vernebeln,

nicht stehen lassen; Medikamentenflaschen vor direkter Sonnenbestrahlung schützen).
- Vernebler zusammensetzen.

Durchführung
- Vernebler senkrecht halten
- Entspannte, aufrechte Sitzhaltung (nicht im Liegen inhalieren).
- Kompressor einschalten
- Mundstück mit den Lippen fest umschließen.

Richtiger Atemrhythmus:
- Mundstück ist immer im Mund.
- Langsam und tief durch den Mund einatmen.
- Atem am Ende der Einatmung kurz anhalten.
- Langsam und tief ausatmen.
- Optional kann die Inhalation auch mit der Unterbrechertaste erfolgen.

Um eine Gesundheitsgefährdung, z.B. eine Infektion, durch einen verunreinigten Vernebler zu vermeiden, ist es wichtig die Hinweise zur hygienischen Wiederaufbereitung des Verneblers in der Gebrauchsanweisung zu beachten.

5 Medikamentöse Therapie der COPD

Neben der Raucherentwöhnung und der körperlichen Aktivität ist die regelmäßige Medikamenteneinnahme ein unverzichtbarer Bestandteil der Therapie. Im folgenden Kapitel wollen wir Ihnen die Medikamente vorstellen, die in der Therapie der COPD eingesetzt werden. Sie unterteilen sich in

1. atemwegserweiternde Medikamente:
Sie helfen, die verkrampfte Bronchialmuskulatur zu entspannen und machen die Atemwege weit.

2. antientzündliche Medikamente:
Sie sollen die Entzündung der Atemwege unterdrücken und stabilisieren. Daneben wirken sie abschwellend.

Der medikamentöse Stufenplan

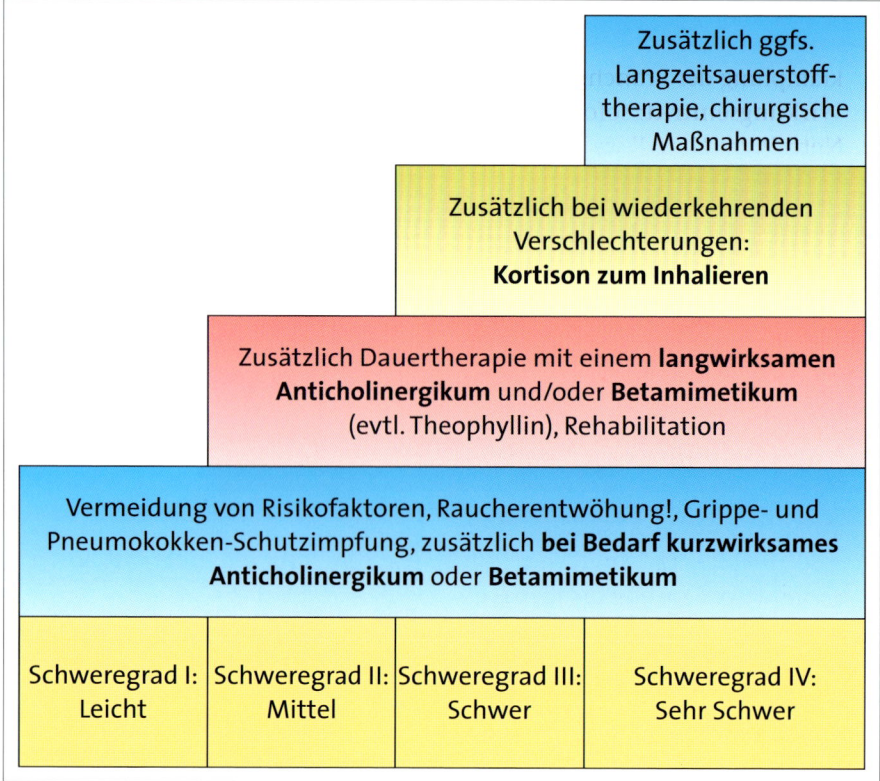

Abb. 21: Stufenplan zur Behandlung der COPD auf Grundlage der COPD-Leitlinie 2007 der Deutschen Atemwegsliga und der DGP

Betamimetika

Die Betamimetika wirken atemwegserweiternd und sind mit dem Adrenalin verwandt. Sie wirken an der verkrampften Bronchialmuskulatur und öffnen dort wie ein „Schlüssel", der ins „Schloss" passt, die Muskulatur. Als Nebenwirkungen können Unruhe, Herzrasen, Schwindel, Übelkeit und Schlaflosigkeit auftreten.

Raschwirksame Betamimetika – kurzwirksame Sprays bzw. Pulver („Notfall-Spray")

- **Wirkungsart**: atemwegserweiternd, Überblähung vermindernd. Die Verkrampfung der Bronchialmuskulatur wird gelöst („Beta-Schlösser").
- **Wirkungseintritt**: sofort, innerhalb weniger Minuten
- **Notfall**: Im Notfall werden sofort die Atemwege erweitert.
- **Dosierung**: meist bedarfsweise, maximal 8–10 Hübe pro Tag (Formoterol: maximal 72µg)

Zunehmender Verbrauch bzw. abnehmende Wirkungsdauer der Betamimetika bedeutet eine Verschlechterung der Atemwegssituation, d.h. Ihre Basisbehandlung muss überprüft und verbessert werden.

Langwirksame Betamimetika: Sprays bzw. Pulver

- **Wirkungsart**: atemwegserweiternd. Sie kommen bevorzugt beim mittelgradigen bis sehr schweren COPD zur Anwendung. Sie verbessern die Lungenfunktion und die Belastbarkeit.
- **Wirkungseintritt**: abhängig vom Wirkstoff. **Formoterol** (raschwirksam) hat einen schnelleren Wirkungseintritt als Salmeterol. **Salmeterol** ist ungeeignet zur Behandlung der akuten Atemnot.
- **Notfall**: abhängig vom Wirkstoff
- **Dosierung**: regelmäßig und vorbeugend zweimal täglich 1–2 Hübe

Betamimetika – Retardtabletten

- **Wirkungsart**: atemwegserweiternd
- **Wirkungseintritt**: verzögert
- **Notfall**: für den Notfall nicht geeignet
- **Dosierung**: regelmäßig und vorbeugend morgens und/oder abends eine Tablette

Die Kombination von langwirksamen Betamimetika zum Inhalieren und Betamimetikum-Retardtabletten ist nicht sinnvoll. Inhalierbare Betamimetika sollten in der Dauertherapie stets den Vorzug haben.

Anticholinergikum

Die Anticholinergika wirken auch atemwegserweiternd, allerdings haben sie bis auf gelegentliche Mundtrockenheit kaum Nebenwirkungen. Vorsicht ist geboten beim grünen Star (Glaukom) und einer vergrößerten Vorsteherdrüse (Prostata).

Raschwirksame Anticholinergika

- **Wirkungsart**: atemwegserweiternd
- **Wirkungseintritt**: schnell, aber langsamer als bei den raschwirksamen Betamimetika
- **Notfall**: im Notfall geeignet
- **Dosierung**: meist bedarfsweise

Langwirksames Anticholinergikum

- **Wirkungsart**: atemwegserweiternd, Überblähung vermindernd
- **Wirkungseintritt**: verzögert
- **Notfall**: im Notfall ungeeignet
- **Dosierung**: einmal täglich

Theophyllin

Das Theophyllin ist mit dem Koffein verwandt und wirkt atemwegserweiternd und gering antientzündlich. Die Nebenwirkungen sind so, als hätte man zuviel Kaffee getrunken (Übelkeit, Völlegefühl, Erbrechen, Durchfall, Herzrasen, Zittern, Unruhe, Schlafstörungen, Kopfschmerzen, häufiges Wasserlassen).

Theophyllin Retardtabletten

Da das Theophyllin ein körperfremder Stoff ist, wird er von der Leber abgebaut. Damit das Theophyllin jedoch wirken kann, muss eine bestimmte Menge davon im Körper sein. Ist zu wenig Theophyllin im Blut, kann das Medikament nicht wirken, ist zuviel vorhanden, kann es zu ernsten Nebenwirkungen kommen. Daher ist es wichtig, immer eine bestimmte Menge, nämlich 5–15 mg/l im Blut zu haben. Damit diese Menge eingehalten werden kann, misst Ihr Arzt in Ihren Blutproben den so genannten **Theophyllinspiegel**. Die benötigte Menge ist abhängig von Alter, Körpergröße, Gewicht und der Funktion bestimmter Organe wie Herz, Leber und Niere.

Checkliste Theophyllin Retardtabletten:
- **Wirkungsart**: atemwegserweiternd
- **Wirkungseintritt**: verzögert
- **Notfall**: für den Notfall nicht geeignet
- **Dosierung**: regelmäßig und vorbeugend morgens und abends eine Tablette, bei vorwiegend nächtlichen Beschwerden genügt eine Tablette bzw. Kapsel direkt vor dem Einschlafen „auf der Bettkante".
- **Besonderheit**: Theophyllin-Spiegel (5–15 mg/l)

Theophyllin – raschwirksame Trinklösung (Tropfen, Brausetabletten)

- **Wirkungsart**: atemwegserweiternd
- **Wirkungseintritt**: schnell
- **Notfall**: in Ausnahmefällen im Notfall
- **Dosierung**: empfohlene Dosis: 200 mg
  - Tropfen: 48 Tropfen entsprechen 200 mg
  - Theophyllin-Brausetabletten

Kortison

Kortison ist ein körpereigenes Hormon, das in der Nebenniere produziert wird. Der Körper stellt ca. 30 mg Kortison pro Tag her. Kortison ist lebensnotwendig, da es dem Körper in verschiedenen Belastungssituationen, z.B. bei Infekten oder Stress, helfen kann. Der Wirkstoff Kortison wird bereits seit 1949 als

Medikament eingesetzt. Zu Beginn wurde das Medikament aus Unerfahrenheit zu hoch dosiert, heute weiß man, wie man mit diesem Medikament sicher umgeht.

Einsatz von Kortison in der Therapie der COPD

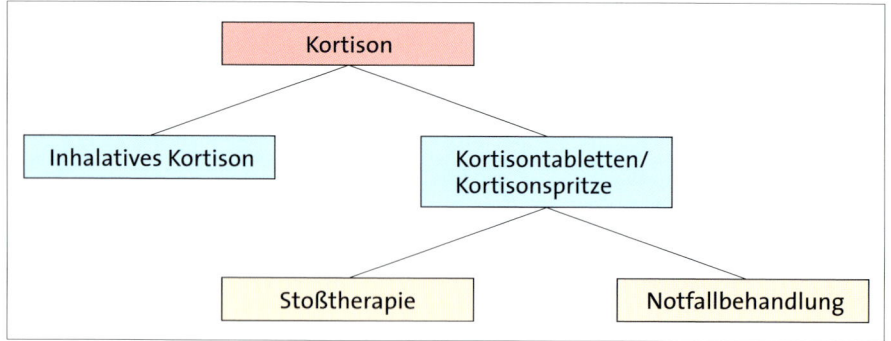

Abb. 22: Einsatz von Kortison in der Therapie der COPD

Inhalatives Kortison

Wie wir bereits zu Beginn der Schulung festgestellt haben, kommt es bei der COPD zu einer Entzündung der Atemwege. Bei ca. 10–15% der Patienten kann diese Entzündung durch die Inhalation von Kortison günstig beeinflusst werden. Für eine effektive Entzündungshemmung benötigen wir nur 0,5–1,0 mg inhalatives Kortison pro Tag. Zur Erinnerung: Wir produzieren selber ca. 30 mg Kortison pro Tag. Des Weiteren hat das inhalative Kortison den Vorteil, dass diese geringe Menge bei Patienten mit schwerer COPD und häufigen Infekten effektiv wirken kann. Mengen von 0,5–1,0 mg inhaliertem Kortison ersetzen 7–8 mg Prednisolon (Kortisontabletten).

Nebenwirkungen an anderen Organsystemen sind in geringer und mittlerer Dosierung selten, jedoch kann das inhalative Kortison auf dem Weg in die Lunge die Mundflora verändern, so dass sich Pilze, die in jedem Mund vorhanden sind, stärker vermehren können. Eine Pilzinfektion (Soor) kann die Folge sein. Daneben kann Heiserkeit auftreten. Um diese lokalen Reaktionen zu vermeiden, muss man nur folgende Regeln beachten:

> Nach der Inhalation von Kortison immer den Mund spülen, Zähne putzen oder etwas essen!

Checkliste inhalatives Kortison:
- **Wirkungsart**: antientzündlich. Bei höhergradiger COPD kann die Häufigkeit von Exazerbationen verringert werden.
- **Wirkungseintritt**: verzögert. Kortison-Spray bzw. -Pulver wirkt vorbeugend, nur bei regelmäßiger Anwendung können akute Verschlechterungen verhindert werden. Der volle Schutz setzt erst nach ca. zwei Wochen ein. Dies ist ein weiterer Grund, warum man die Einnahme nicht unterbrechen darf.
- **Notfall**: nicht im Notfall. Kortison-Spray bzw. -Pulver ist zu niedrig dosiert für die akute Verschlechterung. Im Notfall müssen Sie Kortison hochdosiert als Tablette oder in Spritzenform einsetzen.
- **Dosierung**: regelmäßig und vorbeugend
  - niedrige Dosis: zweimal 1 Hub pro Tag (z.B. 200 µg extrafeines HFA-Beclometason, 500 µg Beclometason, 400 µg Budesonid, 250 µg Fluticason)
  - mittlere Dosis: zweimal 2 Hübe pro Tag (z.B. 400 µg extrafeines HFA-Beclometason, 1000 µg Beclometason, 800 µg Budesonid, 500 µg Fluticason)
  - hohe Dosis: zweimal 4 Hübe pro Tag (z.B. 800 µg extrafeines HFA-Beclometason, 2000 µg Beclometason, 1600 µg Budesonid, 1000 µg Fluticason)
- **Besonderheit**: Kortison zum Inhalieren in der niedrigen und mittleren Dosierung verursacht kaum Kortison-Nebenwirkungen.

Kortison-Tabletten

Kortison-Tabletten werden in Form einer Kortisonstoßtherapie eingesetzt, wenn die Atemwege schnell stabilisiert werden müssen (z.B. bei einem Infekt).
- **Wirkungsart**: antientzündlich
- **Wirkungseintritt**: verzögert, deshalb frühzeitig beginnen
- **Notfall**: wichtig für den Notfall. Gerade im Notfall ist der frühzeitige und hochdosierte Einsatz von Kortison-Tabletten lebensrettend.

▲ **Dosierung:**
- Kortison-Stoßtherapie: Beginn mit 40 mg, Halbierung der Dosis alle vier Tage
- Notfall: 25–100 mg Prednisolon-Äquivalent

Kortison-Stoßtherapie

Die Kortison-Stoßtherapie ist eine effektive Möglichkeit, bei einer Zunahme der Atemnot und der Warnsymptome (s. Kap. 3.1) sowie rasch abfallenden Peak-Flow-Werten die Atemwege zu stabilisieren. Dies ist meist bei einem Infekt nötig. Sollten Ihre Atemwege instabil werden, können Sie selbstständig eine Kortison-Stoßtherapie einleiten, sollten dies allerdings zum nächstmöglichen Zeitpunkt mit Ihrem Arzt besprechen.

Wann soll ich eine Kortison-Stoßtherapie beginnen?
Generell soll eine Kortison-Stoßtherapie begonnen werden, wenn die Atemwege instabil werden, bei einer Exazerbation, oder im Rahmen des Notfallmanagements. Die sechs Warnsymptome helfen Ihnen bei der Entscheidung.

Wie führt man eine Kortison-Stoßtherapie durch?
Die Durchführung einer Kortison-Stoßtherapie ist sehr einfach. Man nimmt mindestens 40 mg Prednisolon pro Tag an den ersten vier Tagen. Wenn sich die Atemwege stabilisiert haben und die Peak-Flow-Werte deutlich besser sind, kann um die Hälfte reduziert werden. Diese Dosis von 20 mg behält man weitere vier Tage bei. Danach kann abermals um die Hälfte reduziert werden. Nach weiteren vier Tagen kann die Therapie beendet werden. Wichtig ist, dass Sie die Therapie nicht einfach ohne Rücksprache mit Ihrem Arzt unterbrechen.

Kortisonstoßtherapie:
Tag 1–4:   40 mg
Tag 5–8:   20 mg
Tag 9–12:   10 mg
ab Tag 13 absetzen!

Kortison-Dauertherapie

COPD-Patienten benötigen in der Regel keine Kortisontabletten in der Dauertherapie. Wenn man nur über wenige Wochen Kortisontabletten einnehmen muss, z.B. im Rahmen einer Kortisonstoßtherapie, treten kaum Nebenwirkungen auf. Werden die Kortisontabletten jedoch über Monate eingenommen, können typische Nebenwirkungen auftreten.

Häufige Nebenwirkungen

- Knochenbrüchigkeit (Osteoporose)
- Gewichtszunahme
- Hautveränderungen

Weitere Nebenwirkungen

- kräftiges Gesicht, Stammfettsucht
- Wassereinlagerungen (Ödeme)
- grüner Star (Glaukom), grauer Star (Katarakt)
- Auftreten eines versteckten Bluthochdrucks oder einer Zuckerkrankheit (Diabetes)
- Abnahme der Muskelkraft
- Magengeschwüre, wenn gleichzeitig Schmerz- oder Rheumamittel eingenommen werden
- Beeinflussung der Psyche

Wenn Sie dauerhaft Kortisontabletten einnehmen müssen, ist es wichtig, diesen Nebenwirkungen vorzubeugen. Im Folgenden geben wir Ihnen hierzu einige Tipps:
- Osteoporose:
  - Sport treiben
  - calciumreiche Kost
  - Calciumtabletten
  - Vitamin-D-Präparate
  - Aufenthalt im Freien (Sonne)
  - spezielle Medikamente (Bisphosphonate)

- Augenveränderungen:
  - regelmäßige augenärztliche Kontrollen
- Neigung zu Magengeschwüren:
  - Bei gleichzeitiger Einnahme von Schmerz- oder Rheumamitteln evtl. Magenschutz-Tabletten verordnen lassen.

Kombinationspräparate

Wenn mehrere Wirkstoffe gleichzeitig eingenommen werden müssen, kann es sinnvoll sein, diese in einem Inhalationssystem zu kombinieren.

Kombination aus inhalativem Kortison und langwirksamem Betamimetikum

- **Wirkungsart:** antientzündlich (Kortison-Pulver) und atemwegserweiternd (langwirksames Betamimetikum)
- **Wirkungseintritt:** abhängig von dem langwirksamen Betamimetikum (rasch beim Symbicort, verzögert bei Viani und Atmadisc)
- **Notfall:** Auch Symbicort ist derzeit für den Notfall nicht zugelassen, Viani und Atmadisc sind für den Notfall nicht geeignet.
- **Dosierung:** regelmäßig und vorbeugend. Diese Kombination ist für einige Patienten mit schwerer und sehr schwerer COPD sowie häufigen Exazerbationen sinnvoll.

Kombination aus kurzwirksamem Betamimetikum und kurzwirksamem Anticholinergikum (Berodual)

Durch die Kombination wird ein Teil der Dosis des Betamimetikums eingespart, sodass die Nebenwirkungen des Betamimetikums geringer sind. Das Anticholinergikum entwickelt erst verzögert die volle atemwegserweiternde Wirkung, sodass eine Peak-Flow-Kontrolle erst nach 30 Minuten sinnvoll ist.

- **Wirkungsart:** atemwegserweiternd
- **Wirkungseintritt:** nach wenigen Minuten
- **Notfall:** Im Notfall werden die Atemwege rasch erweitert.

- **Dosierung:** meist bedarfsorientiert, maximal 8–10 Hübe pro Tag. Zunehmender Verbrauch bzw. abnehmende Wirkungsdauer bedeutet eine Verschlechterung der Atemwegssitutation, d.h. Ihre Basisbehandlung muss überprüft und verbessert werden.

Schleimlösende Medikamente

In Studien konnte für schleimlösende Medikamente kein eindeutiger Nutzen bei der Behandlung der COPD festgestellt werden. Bei einigen Patienten mit zähem Auswurf kann jedoch eine Besserung der Beschwerden erzielt werden.

- **Wirkungsart:** Nützlich vor allem zur Erleichterung des Abhustens von zähem Schleim. Die Wirkstoffe verflüssigen den zähen Schleim bzw. fördern die Sekretproduktion.
- **Dosierung:**
    - Acetylcystein: 600 mg proTag
    - Ambroxol: Saft, dreimal 30 mg pro Tag
    - Bromhexin: 24–48 mg pro Tag

6 Weiterführende Therapie

Flutter (VRP 1)

Die Flutter hat den Aufbau einer Pfeife, in der sich eine Metallkugel befindet. Beim Ausatmen wird die Metallkugel angehoben und fällt durch die Schwerkraft wieder auf ihren Sitz. Diese Vibrationen übertragen sich auf die Atemwege, wodurch sich der Schleim besser löst und leichter abhusten lässt.

So verwenden Sie die Flutter richtig

- Setzen Sie sich an einen Tisch, stützen Sie die Ellenbogen auf und nehmen Sie die Flutter in beide Hände.
- Atmen Sie jetzt tief ein und nehmen Sie das Mundstück in den Mund. Dann atmen Sie langsam und tief durch die Flutter aus, indem Sie die Bauchmuskeln anspannen. Behalten Sie die Flutter im Mund und atmen Sie durch die Nase ein.
- Beim ersten Mal müssen Sie beim Ausatmen das Gerät etwas nach oben oder unten neigen, um die Stellung zu finden, in der sich die Schwingungen optimal auf Ihren Brustkorb übertragen.

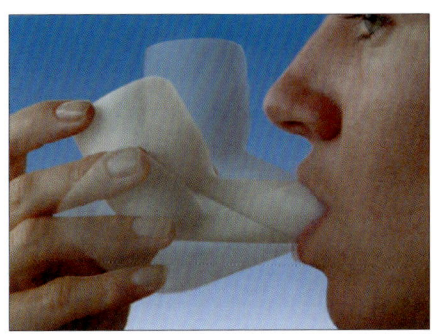

Abb. 23: Flutter (VRP 1)

▲ Sie müssen mindestens 15 Minuten pro Tag (z.B. dreimal 5 Minuten) die Flutter anwenden, um eine Wirkung zu erzielen.

So reinigen Sie die Flutter

▲ Halten Sie den VRP 1 waagerecht und drehen Sie das Kopfteil ab.
▲ Nehmen Sie den kleinen Trichter und die Metallkugel heraus.
▲ Es ist aus hygienischen Gründen ausreichend, wenn alle Teile mit heißem Wasser und Seife gespült werden. Eine Reinigung in der Spülmaschine ist möglich, wenn das verwendete Spülmittel kein Chlor enthält. Legt man die vier Geräteteile für 15 Minuten völlig bedeckt in kochendes Leitungswasser, werden mögliche vorhandene Keime (Viren, Bakterien) abgetötet.
▲ Lassen Sie die Einzelteile des VRP 1 an einem warmen Platz trocknen, am besten über Nacht, und setzen Sie ihn anschließend wieder zusammen.

RC-Cornet

Das RC-Cornet besteht aus einem gebogenen Kunststoffrohr mit einem Mundstück, einem Ventilschlauch und einem Schalldämpfer. Beim Hineinblasen wird zunächst ein Druck erzeugt, ehe das Schlauchende in Schwingung gerät und die Ausatemluft entweichen lässt. Hierdurch lässt sich zäher Auswurf besser lösen und abhusten.

Das RC-Cornet ist im Liegen, Sitzen und Stehen anzuwenden

▲ Nehmen Sie das RC-Cornet wie eine Trompete in die Hand.
▲ Atmen Sie über die Nase ein und durch das RC-Cornet aus. Wichtig ist, dass Sie die gesamte Ausatmenluft durch das RC-Cornet geben.
▲ Durch Drehen des Mundstückes können Sie Ihren individuellen Druck einstellen.
▲ Sie sollten dreimal täglich 2–5 Minuten das RC-Cornet anwenden, um eine Wirkung zu erzielen.

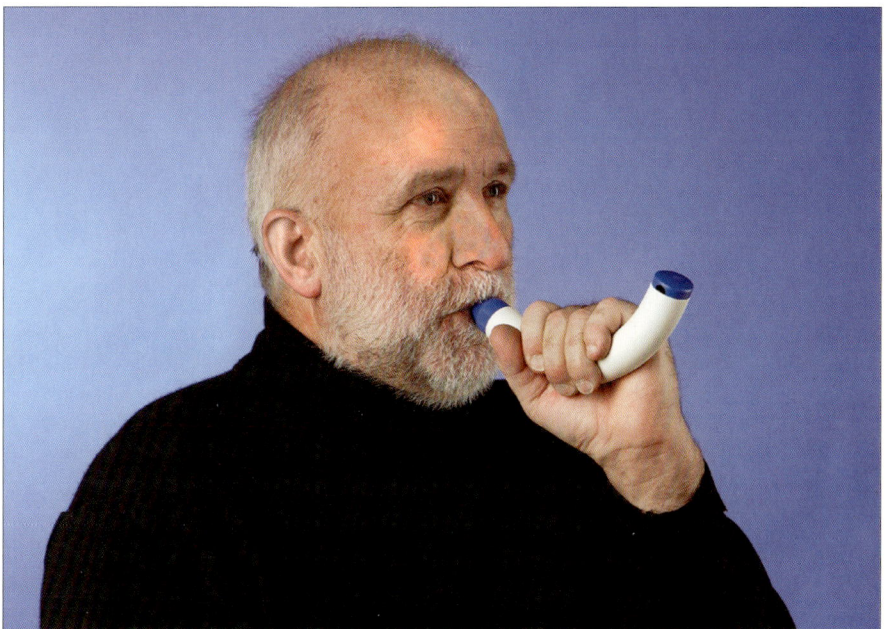

Abb. 24: RC-Cornet

Reinigung des RC-Cornet

- Zur Reinigung ziehen Sie das Mundstück mit dem Ventilschlauch aus dem Krümmer und reinigen diese Teile unter fließendem heißem Wasser. Reinigung in der Spülmaschine und Vaporisator ist auch möglich.
- Wichtig ist, dass während der Desinfektion und Trocknung der Trocknungsspatel in den Ventilschlauch eingeführt wird, damit der Schlauch nicht verkleben kann.
- Lassen Sie die Einzelteile anschließend trocknen und setzen Sie das RC-Cornet wieder zusammen.

PEP-Maske

Die PEP-Maske besteht aus einer durchsichtigen Gesichtsmaske und einem Kunststoff-T-Stück mit verstellbaren Widerstandslöchern. Der Atemwegswiderstand kann individuell eingestellt werden.

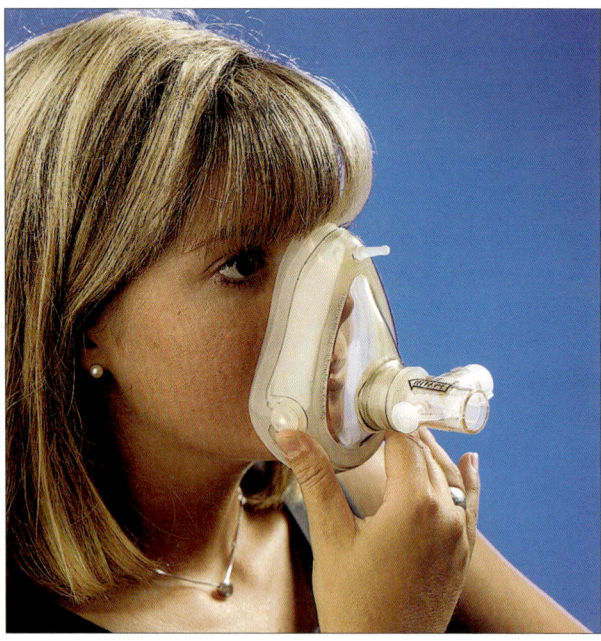

Abb. 25: PEP-Maske

Wie atme ich mit der PEP-Maske richtig?

- PEP-Maske fest über Mund und Nase andrücken
- drei- bis fünfmal in die Maske husten
- Maske vom Gesicht nehmen, fünf- bis zehnmal normal atmen
- Maske erneut auf das Gesicht pressen und fünfmal in ruhiger Atmung durch die Stenose ausatmen
- Mehrfaches „Huffing" durchführen, d.h. schnell den Bauch bei offenem Mund einziehen, dabei entsteht ein röchelndes Geräusch.

Langzeit-Sauerstofftherapie

Bei schwereren Formen der COPD kann die Lunge die Aufgabe des Gasaustausches nicht mehr erfüllen. Die Folge ist, dass es zu einem dauerhaften Sauerstoffmangel im Blut kommt. Um diesen auszugleichen, ist die kontinuierliche Gabe von Sauerstoff notwendig, um die Organe und die Muskulatur ausreichend mit Sauerstoff zu versorgen. Um festzustellen, wie viel Sauerstoff zugeführt werden muss, ist eine Analyse des Blutes (aus der Arterie oder aus dem

Kapillarblut des Ohrläppchens) erforderlich. Zuviel Sauerstoff kann schädlich sein, daher darf die bestimmte Flussrate nicht überschritten werden. Die Sauerstoffzufuhr sollte über mindestens 16 Stunden am Tag erfolgen.

Voraussetzungen für eine Langzeit-Sauerstofftherapie

- Ausreichender Anstieg des Sauerstoffdrucks im Blut unter kontinuierlicher Sauerstoffzufuhr, fehlender Anstieg des Kohlendioxiddrucks im Blut
- Kooperation des Patienten (Aufgabe des Tabakrauchens, Akzeptanz der Langzeittherapie)

Sauerstoffsysteme

Die Zufuhr des Sauerstoffs erfolgt meist über Nasen-Brillen. Es stehen verschiedene Systeme zur Verfügung.

Sauerstoff-Konzentrator:
Beim Sauerstoff-Konzentrator wird der Sauerstoff aus der Umgebungsluft gefiltert und konzentriert. Er ist nicht mobil.

Flüssig-Sauerstoff:
Der Sauerstoff wird in flüssiger Form in einem Tank gelagert. Bei Bedarf kann der Patient den Sauerstoff in einen kleineren tragbaren Behälter umfüllen. Flüssig-Sauerstoffsysteme sind vor allem für mobile Patienten geeignet.

Sauerstoffflaschen:
Der Sauerstoff wird in Gasflaschen geliefert. Ein Nachteil ist das hohe Gewicht.

Heimbeatmung

Bei der fortgeschrittenen COPD kann die Atemmuskulatur überlastet werden. Durch die ermüdete Atemmuskulatur kommt es zu einer Minderbelüftung der Lungen. Um dieser Ermüdung entgegenzuwirken, kann die Muskulatur nachts durch eine Maskenbeatmung entlastet werden. Die Einstellung auf solche Beatmungsgeräte erfolgt ausschließlich in Lungenzentren.

7 Körperliche Aktivität

Wie wir bisher gelernt haben, kann es durch die COPD zu einer Minderversorgung der Organe und der Muskulatur mit Sauerstoff kommen. Die Folge ist, dass die Muskulatur mit der Zeit abgebaut wird und sich dadurch die Lebensqualität deutlich reduziert. Die Aufgaben des täglichen Lebens werden zu unüberwindlichen Hindernissen. Durch körperliches Training können Sie auch bei fortgeschrittener Erkrankung Ihre Muskulatur stärken und die Atemtechnik verbessern. Eine gut trainierte Muskulatur erlaubt es Ihnen, mit weniger Sauerstoff mehr Arbeit zu leisten. Unterscheiden Sie bitte die Bewegung im täglichen Leben von einem strukturierten Training. Letzteres ist auf den Schweregrad Ihrer Erkrankung abgestimmt und beinhaltet ein individuelles Trainingsprogramm. Besprechen sie mit Ihrem Arzt die Möglichkeiten, an Trainingsprogrammen oder Sportgruppen teilzunehmen.

Welche weiteren positiven Effekte hat ein strukturiertes körperliches Training?

- Steigerung der körperlichen Leistungsfähigkeit
- Steigerung des Lebens- und Selbstwertgefühls
- Abnahme des Gefühls der Atemnot
- Training der Muskulatur
- Stärkung der körpereigenen Abwehrkräfte
- Vorbeugung der Osteoporose

Welche Sportarten sind geeignet?

Günstig sind dynamische Sportarten wie Schwimmen, Wandern, Tanzen, Fahrrad fahren und Laufen (z.B. Walking, Joggen, Nordic Walking).
Ungünstig sind Sportarten mit plötzlichen und maximalen Anstrengungen wie Sprinten, schnelles Rad fahren und Kraftsport. Vermeiden Sie Mannschaftsspiele gemeinsam mit Lungengesunden.

Was muss ich für risikoarmen Sport beachten?

- Stabile Atemwege
- Umgebung: kaltes Wasser, kalte Luft und große Höhen (über 2000 m) meiden
- kurze, starke Belastungen meiden
- ausreichende Aufwärmphase einplanen (10–15 Minuten)
- für den Notfall immer ein Notfall-Spray und das Peak-Flow-Meter in der Tasche haben
- möglichst nicht alleine Sport treiben
- angepasste Kleidung tragen

8 Atemtherapie

Dosierte Lippenbremse

Die COPD führt zu einer Instabilität der Atemwege. Die kleinen Atemwege führen bei der Einatmung die Luft in die Lungenbläschen, durch das Kollabieren der Atemwege bei der Ausatmung kann die eingeatmete Luft jedoch nicht mehr entweichen. Eine Überblähung der Lunge ist die Folge. Die dosierte Lippenbremse stützt und schient die Atemwege und verhindert oder reduziert damit die Überblähung. Gerade bei der akuten Luftnot ist die korrekte Durchführung der dosierten Lippenbremse eine unerlässliche Hilfe, um die Atemmechanik zu verbessern.

Wie führe ich die dosierte Lippenbremse korrekt durch?

- Setzen Sie sich mit aufrechtem Oberkörper hin.
- Atmen Sie ruhig und tief ein.
- Atmen Sie durch die fast geschlossenen Lippen aus.

Die Ausatmung sollte länger als die Einatmung dauern. Üben Sie die dosierte Lippenbremse in den symptomfreien Intervallen, damit Sie die Technik beherrschen.

Atemerleichternde Körperstellungen

Normalerweise wiegen Ihre Arme und Ihr Schultergürtel ca. 8–10 kg. Die atemerleichternden Körperstellungen entlasten Sie von diesem Gewicht. Außerdem ist der Schultergürtel Ansatzpunkt für die Atemhilfsmuskulatur, die bei einem fixierten Schultergürtel effektiver arbeiten kann.

Torwartstellung

Sie stehen in leichter Grätsche mit leicht gebeugten Knien. Die Hände werden auf den Oberschenkeln abgestützt.

Kutschersitz

Setzen Sie sich auf das vordere Drittel des Stuhls. Die Knie sind gespreizt, die Unterarme sind auf den Oberschenkeln abgestützt, die Hände sind ineinandergelegt.

Hustentechniken

Der Husten ist ein wichtiger Reinigungsmechanismus der Lunge. Wie eingangs erwähnt, kommt es bei der COPD zu einer Zerstörung der Flimmerhärchen und damit zu einem erschwerten Abhusten von Schleim. Die Folge sind Hustenattacken und ineffektiver Husten. Die folgenden Maßnahmen sollen Ihnen helfen, den Schleim besser abzuhusten:
- vermehrte Flüssigkeitsaufnahme (wenn keine Herzschwäche besteht)
- Inhalation von feuchtwarmer Salzlösung
- Klopfungen (Flutter, RC-Cornet)
- Tieflagerung des Kopfes (Ausnutzung der Schwerkraft)

Das Ziel ist, mit wenigen Hustenstößen das Sekret abzuhusten.

9 Exazerbation

Im Regelfall ist die COPD eine stabile Erkrankung. Durch verschiedene Einflüsse kann sich jedoch die Atemwegssituation verschlechtern. Diese Verschlechterungen nennt man Exazerbationen. An den sechs Warnsymptomen und dem Abfall der Peak-Flow-Werte können Sie eine Exazerbation frühzeitig erkennen. Da Sie jetzt Ihre Erkrankung selbst kontrollieren, können Sie die Medikation nach Ihrem Aktionsplan ändern und gemeinsam mit Ihrem Arzt überlegen, ob weiterführende Maßnahmen in die Wege zu leiten sind. Bei einem Infekt sollte immer der Arzt zu Rate gezogen werden.

Auslöser für Exazerbationen

- Bronchialinfekte
- Inhalation von Gasen, Stäuben, Dämpfen und Rauch
- Herzerkrankungen
- Lungenentzündungen
- unregelmäßige Einnahme von Medikamenten

Der Bronchialinfekt

Der Bronchialinfekt ist eine häufige Ursache für eine rasche Verschlechterung der Atemwegssituation und oft Auslöser schwerer Exazerbationen. Daher ist es wichtig, die Anzeichen eines Bronchialinfektes rechtzeitig zu erkennen, um geeignete Gegenmaßnahmen in die Wege zu leiten.

Anzeichen eines Bronchialinfekts

Einen beginnenden Bronchialinfekt kann man anhand der folgenden charakteristischen Symptome erkennen:
- allgemeines Krankheitsgefühl, vermehrtes Schwitzen
- Hals- und Schluckbeschwerden, Rötung und Schwellung der Mund- und Rachenschleimhaut
- Fieber
- Husten mit oder ohne Auswurf (häufig: weiß-grauer Auswurf bei viralen Infekten, gelb-grüner Auswurf bei bakteriellen Infekten, zunehmende Menge und Zähigkeit des Auswurfs)
- zunehmende Atemnot
- starker Abfall der Peak-Flow-Werte
- vermehrter Verbrauch des raschwirksamen Betamimetikums (Notfall-Spray)

Möglichkeiten der Infektvorbeugung

Durch die COPD ist Ihre Lunge anfälliger für einen Bronchialinfekt. Daher ist es wichtig, Vorkehrungen zu treffen, um einen Infekt zu verhindern:
- gesunde und vielseitige Ernährung
- Meidung von Nikotin und Alkohol
- körperliche Betätigung
- körperliche Abhärtung (kalt-warme Wechselduschen)
- angepasste Kleidung
- meiden von Ansteckungssituationen (z.B. erkältete Verwandte, überfüllte Busse etc.)
- regelmäßiges Waschen der Hände nach Kontakt mit erkälteten Menschen

Impfung

Gemäß den Empfehlungen der Ständigen Impfkommission des Robert-Koch-Instituts wird COPD-Patienten die regelmäßige Impfung gegen Influenza (Grippe) empfohlen. Da sich das Virus jährlich verändert, ist es nötig, jedes Jahr im Herbst eine aktuelle Impfung durchführen zu lassen. Daneben wird eine Impfung gegen die häufigsten bakteriellen Erreger der Lungenentzündung (Pneumokokken) empfohlen. Diese muss alle 5 bis 6 Jahre aufgefrischt werden.

Behandlung eines Bronchialinfekts

Bei einem Bronchialinfekt sollten Sie immer Ihren Arzt aufsuchen. Häufig ist wegen der verschlechterten Atemsituation der Einsatz einer Kortison-Stoßtherapie notwendig. Bei bakteriellen Infekten werden häufig Antibiotika eingesetzt. Hierbei ist es wichtig, die Dauer der Antibiotikatherapie einzuhalten, um die Erreger zuverlässig abzutöten und die Entwicklung unempfindlicher Bakterienstämme zu vermeiden. Typische Nebenwirkungen einer Antibiotikatherapie können allergische Reaktionen und Durchfall sein.

10 Der Notfall

Da Sie Ihre COPD jetzt selber kontrollieren und die Medikamente an den Schweregrad Ihrer Erkrankung anpassen, ist die Wahrscheinlichkeit, eine akute Verschlechterung mit Atemnot zu erleben, gering. Sollte dies jedoch der Fall sein, ist es wichtig, dass Sie genau wissen, was zu tun ist. Im Folgenden werden wir Schritt für Schritt erarbeiten, welche Maßnahmen bei der akuten Atemnot sinnvoll sind.

Meist kündigen sich akute Verschlechterungen an. Daher werden auch die **sechs Warnsymptome** nach und nach auftreten und die Peak-Flow-Werte werden sich verschlechtern.

Notfallplan für die akute Atemnot

- Wenn Sie Luftnot verspüren, messen Sie als erstes den **Peak-Flow**, um festzustellen, wie stark die Einengung der Atemwege ist, und um zu überprüfen, wie gut die Medikamente, die Sie jetzt einsetzen werden, wirken.
- **Inhalieren Sie 2 Hübe eines raschwirksamen Betamimetikums**, wenn möglich inhalieren Sie zusätzlich eine Kapsel Atrovent. Alternativ können Sie über einen Vernebler eine Mischung aus 5 Tropfen eines kurzwirksamen Betamimetikums und 10 Hüben eines kurzwirksamen Anticholinergikums inhalieren.
- **Warten Sie 5–10 Minuten und versuchen Sie ruhig zu atmen. Setzen Sie die dosierte Lippenbremse und eine atemerleichternde Körperstellung ein.**
- **Messen Sie den Peak-Flow.** Bessert sich der Wert, haben Sie die Luftnot erfolgreich selbst behandelt. Verschlechtert sich der Peak-Flow, sind zusätzliche Maßnahmen nötig.
- **Inhalieren Sie erneut 2 Hübe eines raschwirksamen Betamimetikums**, wenn möglich inhalieren Sie noch eine Kapsel Atrovent. Wenn Sie einen Vernebler haben, inhalieren Sie alternativ die Mischung aus 5 Tropfen

eines kurzwirksamen Betamimetikums und 10 Hüben eines kurzwirksamen Anticholinergikums. **Leiten Sie eine Kortison-Stoßtherapie mit 40 mg Prednisolon ein und trinken Sie 200 mg Theophyllin (Brausetablette oder Tropfen).**

- Warten Sie 5–10 Minuten. Atmen Sie weiter mit der dosierten Lippenbremse.
- **Zeigt sich eine Besserung** und steigen die Peak-Flow-Werte an, haben Sie die Luftnot selber beherrscht. Suchen Sie unbedingt so bald wie möglich Ihren Arzt auf, um mit ihm das weitere Vorgehen zu besprechen.
- **Zeigt sich keine Besserung** und verschlechtert sich der Peak-Flow-Wert, müssen Sie oder Ihr Angehöriger unverzüglich einen **Notarzt** verständigen. Die Telefonnummer ist von Bundesland zu Bundesland verschieden. Sie sollten die richtige Telefonnummer in Ihren Notfallausweis eintragen. Ihr Angehöriger sollte jetzt die Rettungskräfte leiten (Licht im Hausflur anmachen, auf die Straße stellen und winken).

Insgesamt sind jetzt maximal 20 Minuten seit dem Beginn der Luftnot vergangen. Anhand dieses strukturierten Vorgehens wissen Sie genau, was Sie wann zu tun haben und Sie wissen auch, wann Sie einen Arzt rufen müssen.

Notfallpaket und Notfallausweis

Nach der Schulung erhalten Sie von Ihrem Arzt das Notfallpaket, welches aus mehreren Kortison-Tabletten (zur Durchführung einer Kortison-Stoßtherapie), Theopyhllin-Tropfen und dem Notfallausweis besteht.

Anhang

Medikamentenliste

Raschwirksame Betamimetika – kurzwirksames Spray bzw. Pulver („Notfall-Spray")	
Salbutamol	Bronchospray Autohaler, -novo
	Epaq
	Salbu Novolizer
	Salbulair N/- Autohaler
	Sultanol Dosieraerosol FCKW-frei
	Ventilastin Novolizer
	Apsomol N
	Cyclocaps Salbutamol
	Salbuhexal N/- Easyhaler
	Salbutamol AZU
	Salbutamol-ratiopharm N
	Salbutamol Stada N
	Salbutamol von ct
	Salvent
Terbutalin	Aerodur Turbohaler
Fenoterol	Berotec N

Langwirksame Betamimetika – langwirksames Spray bzw. Pulver (12-Stunden-Spray)

Formoterol	Foradil P/-DA
	Forair FCKW-frei 12µg
	Oxis
	Formotop Novolizer
	Formatris Novolizer
Salmeterol	aeromax Diskus bzw. Dosieraerosol
	Serevent Diskus bzw. Dosieraerosol

Raschwirksame Anticholinergika – Spray bzw. Pulver

Ipratropiumbromid	Atrovent

Betamimetika – Retardtabletten/-kapseln

Salbutamol	Loftan
	Salbulair
	Volmac
	Salbuhexal retard
	Salmundin
Terbutalin	Bricanyl
	Asthmoprotect
	Contimit
	Terbutalin AL
	Terbutalin-ratiopharm
	Terbutalin ret von ct
	Terbuturmant
Tulobuterol	Atenos
	Brelomax
Bambuterol	Bambec
Clenbuterol	Spiropent

Theophyllin – Retardtabletten/-kapseln

Theophyllin	Bronchoretard
	Euphylong
	Solosin
	Unilair
	Afonilium
	Aerobin
	Contiphyllin Retardtabletten
	Cronasma
	duraphyllin
	Euspirax (Cholintheophyllinat)
	Theophyllin AL. Ret.
	Theophyllin AZU retard
	Theophyllin retard Heumann
	Theophyllin retard-ratiopharm
	Theophyllin STADA
	Tromphyllin retard
	Uniphyllin
Aminophyllin	Aminophyllin
	Phyllotemp

Theophyllin – raschwirksame Form

Theophyllin	Bronchoparat
	Euphylong-quick Brausetabletten
	Solosin Tropfen
	Afonilum Tropfen

Schnellwirksame Anticholinergika

Ipratropiumbromid	Atrovent
Oxitropiumbromid	Ventilat

Langwirksames Anticholinergikum

Tiotropiumbromid	Spiriva

Kortison – Spray bzw. Pulver

Beclometason	AeroBec N
	Bronchocort novo
	Junik-Dosieraerosol
	Junik-Autohaler
	Sanasthmyl Rotadisk
	Ventolair Autohaler
	Beclo AZU
	Beclohexal Easyhaler
	Beclometason-ratiopharm
	Becloturmant HFA
	Cyclocaps Betametason
	Sanasthmax FCKW-frei
Fluticason	atemur
	Flutide
Budesonid	Budecort Novolizer
	Miflonide
	Novopulmon 200 Novolizer
	Novopulmon 400 Novolizer
	Pulmicort-Turbohaler
	Benosid N
	Budes Easyhaler
	Budiair
	Budesonid-ratiopharm Jethaler
	Cyclocaps Budesonid
Mometason	Asmanex

Kortison – Tabletten

Prednisolon	Decortin H
	Decaprednil
	duraprednisolon
	hefasolon
	Predni H Tablinen
	Prednisolon Galen
	Prednisolon Hexal
	Prednisolon Jenapharm
	Prednisolon-ratiopharm
Prednison	Decortin
	Cutason
	Predni Tablinen
	Prednihexal
	Prednisolon acis
	Prednisolon Galen
	Prednisolon Rotexmedia
	Prednison-ratiopharm
Methylprednisolon	Urbason
	Medrate
	Methycortin
	Methylprednisolon Jenapharm
	Methylprednisolon acis
	Metypred
	Metysolon
	M-Prednihexal
	Predni M Tablinen
Cloprednol	Syntestan
Fluocortolon	Ultralan-oral

Kombinationen – Spray bzw. Pulver

Langwirksames Betamimetikum Salmeterol und Kortison Fluticason	atmadisc Viani
Langwirksames Betamimetikum Formoterol (raschwirksam) und Kortison Budesonid	Symbicort
Raschwirksames Betamimetikum Fenoterol und raschwirksames Anticholinergikum Ipratropiumbromid	Berodual

Schleimlösende Medikamente

Acetylcystein	Bromuc
	Fluimucil
	Mucret
	ACC
	Acemuc
	Acetabs
	Acetylcystein Atid
	Acetylcystein Heumann
	Acetylcystein Trom
	Acetyst PB
	Azubronchin
	Muciteran
	Myxofat
	NAC - 1
	NAC Abz
	NAC AL
	NAC von ct
	NAC-ratiopharm
	NAC-Stada
	Siran

Medikamentenliste

Ambroxol	Mucosolvan
	Ambro AbZ
	Ambrobeta
	Ambrodoc
	Ambrohexal
	AMBROinfant
	Ambrolös
	Ambropp
	Ambro-PUREN
	Ambroxin
	Ambroxol acis
	Ambroxol AL
	Ambroxol con ct
	Ambroxol Heumann
	Ambroxol PB
	Ambroxol-ratiopharm
	Bronchopront
	Bronchowern
	Duramucal
	Expit
	Frenopect
	Lindoxyl
	Muco-Aspecton
	Mucophylogat
	Muco-Tablinen
	Mucotablin-Tropfen
	Pädiamuc
	Tuss
Bromhexin	Bisolvon
	Bromhexin

Adressen

- **Deutsche Atemwegsliga e.V.**
  Im Prinzenpalais/Burgstraße
  33175 Bad Lippspringe
  Tel: 05252/933615
  Fax: 05252/933616
  e-mail: Atemwegsliga.Lippspringe@t-online.de
  www.atemwegsliga.de
- **Bundeszentrale für gesundheitliche Aufklärung**
  Osterheimer Straße 220
  51109 Köln
  Tel.: 0221/89920
  Fax: 0221/8992300
  Informationstelefon zur Suchtvorbeugung: 0221/892031
  www.bzga.de
- **Deutsche Emphysemgruppe e.V.**
  c/o Frau H. Schwick
  Steinbrecherstraße 9
  38106 Braunschweig
  Tel.: 0531/2349045
  www.emphysem.de
- **Deutsche Lungenstiftung e.V.**
  Herrenhäuser Kirchweg 5
  30167 Hannover
  Tel.: 0511/2155110
  Fax: 0511/2155113
  www.lungenstiftung.de
- **Deutsche Selbsthilfegruppe für Sauerstofflangzeittherapie (LOT) e.V.**
  c/o Herr Dirmeier
  Brunhuberstraße 23
  83512 Wasserburg
  Tel.: 08071/9225961
  Fax: 08071/92208
  www.selbsthilfe-lot.de

▲ **Deutscher Allergie- und Asthmabund e.V.**
Hindenburgstraße 110
41061 Mönchengladbach
Tel.: 02161/814940
Fax: 02161/8149430
www.daab.de

▲ **Deutscher Verband für Gesundheitssport und Sporttherapie e.V.**
Sektion Atemwegserkrankungen
Vogelsanger Weg 48
50354 Hürth-Efferen
Tel.: 02233/65017 /65018
Fax: 02233/64561
www.dvgs.de

▲ **Kontaktbüro AG Lungensport in Deutschland e.V.**
c/o PCM
Wormser Straße 81
55276 Oppenheim
Tel.: 06133/2023
Fax: 06133/2024
www.lungensport.org

▲ **Nichtraucher-Initiative Deutschland e.V.**
Carl-von-Linde-Straße 11
85716 Unterschleißheim
Tel.: 089/3171212
Fax: 089/3174047
www.ni-d.de

▲ **Patientenliga Atemwegserkrankungen e.V.**
Berliner Straße 84
55276 Oppenheim-Dienheim
Tel.: 06133/3543
Fax: 06133/924557
www.patientenliga-atemweg.de

▲ **Selbsthilfegruppe der Alpha-1-Patienten und Angehörigen**
Rudolf Geerts
Bachstraße 6
46549 Rees-Haldern
Tel.: 02850/303

◢ www.aufatmen-in-deutschland.de
Herausgeber:
Deutsche Atemwegsliga e.V.
Deutscher Allergie- und Asthmabund e.V.
Patientenliga Atemwegserkrankungen e.V.

Abbildungsnachweis

Abbildungen 1, 3–4, 21 und 22:
Heike Hübner
Am Pichelsee 5
13595 Berlin

Abbildungen 5 bis 19:
iKOMM GmbH
Friesenstr. 14
53175 Bonn

Abbildung 20:
PARI GmbH
Moosstraße 3
82319 Starnberg

Abbildung 23:
Tyco Healthcare Deutschland GmbH
Gewerbepark 1
93333 Neustadt/Donau

Abbildungen 24 und 25:
R. Cegla GmbH & Co. KG
Medizinisch-Technische Geräte
Horresser Berg 1
56410 Montabaur

Stichwortverzeichnis

A

Adrenalin 52
Aerolizer 22, 42
Aktionsplan 11, 17
Aktivität, körperliche 69
Ambroxol 47
Antibiotika 75
Anticholinergikum 54
    – langwirksames 54
    – raschwirksames 54
Atemmuskulatur 67
Atemnot 11
Atemtherapie 71
Atemwegsinfekte 3
Atrovent 47
Augenveränderungen 60
Auswurf 12
Autohaler 39, 45
Auto-Jethaler 22, 29, 43

B

Belastbarkeit, körperliche 12
Berodual 47, 60
Bestwert, persönlicher 16
Betamimetika 52
    – langwirksame 53
    – raschwirksame 53
    – Retardtabletten 53
Beta-Schlösser 53

Bisphosphonate 59
Brausetabletten 55
Bronchialinfekte 14, 73
Bronchialmuskulatur 52
Bronchien 1

C

COPD 1

D

Diabetes 59
Diskus 22, 24, 43
Dosieraerosol 19, 21, 35, 45, 47
Dosieraerosol, mit Jetspacer 36
Durchfall 54

E

Easybreath 39
EasyHaler 22, 25
Einzeldosissysteme 22
Emser Sole 47
Erbrechen 54
Exazerbationen 11, 73

F

Flimmerhärchen 3
Fluimucil Inhalat 47
Flüssig-Sauerstoff 67
Flutter (VRP 1) 63

G

Gasaustausch 3
Gewichtszunahme 59
Glaukom 54, 59
Grippe 74

H

HandiHaler 22, 26, 43
Hautveränderungen 59
Heimbeatmung 67
Heiserkeit 56
Herzerkrankungen 73
Herzrasen 53f.
HFA 21
Huffing 66
Husten 3, 12
Hustentechniken 72

I

Impfung 74
Infekte 11
Infektvorbeugung 74
Infektzeichen 12
Influenza 74
Inhalationshilfe 37, 46
Inhalatives Kortison 47
Inhalator M 22, 28, 43
Inhalieren 19

J

Jetspacer 45

K

Katarakt 59
Knochenbrüchigkeit 59
Kochsalzlösung 47
Kohlendioxid 1

Kombinationspräparate 60
Kopfschmerzen 54
Körperstellung 71
Kortison 55
Kortison-Dauertherapie 59
Kortisonstoßtherapie 57f.
Kortison-Tabletten 57
Kutschersitz 72

L

Langzeit-Sauerstofftherapie 66
Leistungsfähigkeit 69
Lippenbremse 71
Luftröhre 1
Lunge
  – instabile 17
  – stabile 16
Lungenbläschen 3
Lungenemphysem 1
Lungenentzündung 73f.
Lungenstruktur 3

M

Magengeschwüre 60
Medikamente
  – antientzündliche 51
  – atemwegserweiternde 51
  – schleimlösende 61
  – unregelmäßige Einnahme 73
Mehrdosissysteme 22
Mucosolvan 47
Mundtrockenheit 54

N

Nordic Walking 70
Notarzt 78
Notfall 77
Notfallausweis 78

Notfallausweis 78
Notfallpaket 78
Notfallplan 77
Notfall-Spray 53
Novolizer 22, 31, 44

O

Ödeme 59
Osteoporose 59

P

PARI BOY SX 47
Peak-Flow-Meter 11f.
Pneumokokken 74
Prostata 54
Pulmicort 47
Pulverinhalator 19, 21f.

R

Rauchen 7
Raucherhusten 3
RC-Cornet 64
Respimat Soft Inhaler 40, 46

S

Sauerstoff 1, 66
Sauerstoffflaschen 67
Sauerstoff-Konzentrator 67
Schlaflosigkeit 53
Schlafstörungen 54
Schwindel 53
Selbstkontrolle 11
Spacer 46

Spitzenfluss 12
Stufenplan 52
Sultanol 47

T

Theophyllin 54
 – raschwirksame Trinklösung 55
 – Retardtabletten 55
Theophyllinspiegel 55
Therapie
 – medikamentöse 51
 – weiterführende 63
Torwartstellung 72
Training 69
Tropfen 55
Turbohaler 22, 32, 44
Twisthaler 22, 33, 44

U

Übelkeit 53f.
Unruhe 53f.

V

Verbrauch an Notfallspray 12
Völlegefühl 54

W

Warnsymptome 11
Wasserlassen, häufiges 54

Z

Zittern 54